シリーズ
知の図書館
4

図説 世界を変えた 50の医学

Fast Track
Medicine

◆著者略歴

スーザン・オールドリッジ（Susan Aldridge）

ロンドン在住の経験豊富なフリーランスの医学・科学ジャーナリスト、作家。有機化学のPh.D.、バイオテクノロジーのM.Sc.をもつ。BBCの「フォーカス・マガジン」の元メディカルエディターであり、バイオテクノロジー、医薬品、化学、健康および医学を専門とする。

◆訳者略歴

野口正雄（のぐち・まさお）

1968年京都市生まれ。同志社大学法学部卒業。医薬関係をはじめ自然科学系の文献の翻訳に従事している。訳書に、『自然は脈動する――ヴィクトル・シャウベルガーの驚くべき洞察』（日本教文社）。京都市在住。

Illustrations by: Eva Tatcheva
Additional text supplied by: Mark Frary and Anna Southgate

シリーズ知《ち》の図書館《としょかん》4
図説《ずせつ》世界《せかい》を変《か》えた50の医学《いがく》

●

*2014*年 *6*月 *20*日　第 *1* 刷

著者………スーザン・オールドリッジ
訳者………野口正雄《のぐちまさお》
装幀………川島進（スタジオ・ギブ）
本文組版………株式会社ディグ
発行者………成瀬雅人

発行所………株式会社原書房
〒160-0022　東京都新宿区新宿1-25-13
電話・代表 03（3354）0685
http://www.harashobo.co.jp
振替・00150-6-151594
ISBN978-4-562-04996-7

シリーズ
知の図書館
4

図説 世界を変えた
50の医学

Fast Track Medicine

スーザン・オールドリッジ　野口正雄 訳
Susan Aldridge　*Masao Noguchi*

目次

序文

医学は長きにわたり人類の職業としてもっとも尊いものとされてきた。人間の細胞、組織、器官の複雑精妙な働きについて理解がおよぶ以前から、病者を癒し、その苦しみをやわらげようとした男女が存在した。

医学は科学的方法を用いることで最大の進歩をとげた。17世紀初期のウィリアム・ハーヴェイによる血液循環についての画期的発見がその一例である。のちにルイ・パストゥールやロベルト・コッホが、細菌論の展開やコレラ菌などの感染症のもっとも重要な病原体のいくつかを発見することで疾患の理解に革命をもたらした。アレグザンダー・フレミングによるペニシリンの発見などの飛躍的進歩により多くの人命が救われ、現在、わたしたちはかつては死の宣告であった癌、心臓発作、脳卒中などの疾患に対して有効な薬剤をもつにいたっている。

手術はかつては命がけの最後の手段であった。患者は手術で死ななかったとしても、その後の感染症により命を奪われることも多かった。麻酔が導入されることで手術の潜在的可能性が実現しはじめ、アルフレッド・ブラロックら、20世紀の外科医たちの業績が現代の心臓手術の到来を告げた。ほかにも、パトリック・ステプトーとロバート・エドワーズの体外受精の研究など、別の形でも医学の進歩が無数の人々に影響をあたえている。

現在、わたしたちは汎流行《パンデミック》の脅威、人口の高齢化によるニーズ、HIVおよびAIDSまた現在も治療法のない主要疾患による犠牲など、大きな医学的難問に直面している。だがわたしたちはこのような問題に対しどのように立ち向かうべきかについてかつてない量の知識も手にしており、またワクチンや薬剤から外科手技や患者ケアにいたるまで、そのための手段ももっている。これらはいずれも21世紀の医学の基礎を築くのに貢献した歴史上の偉大な医師や医学者の献身、知識、技能のたまものなのである。

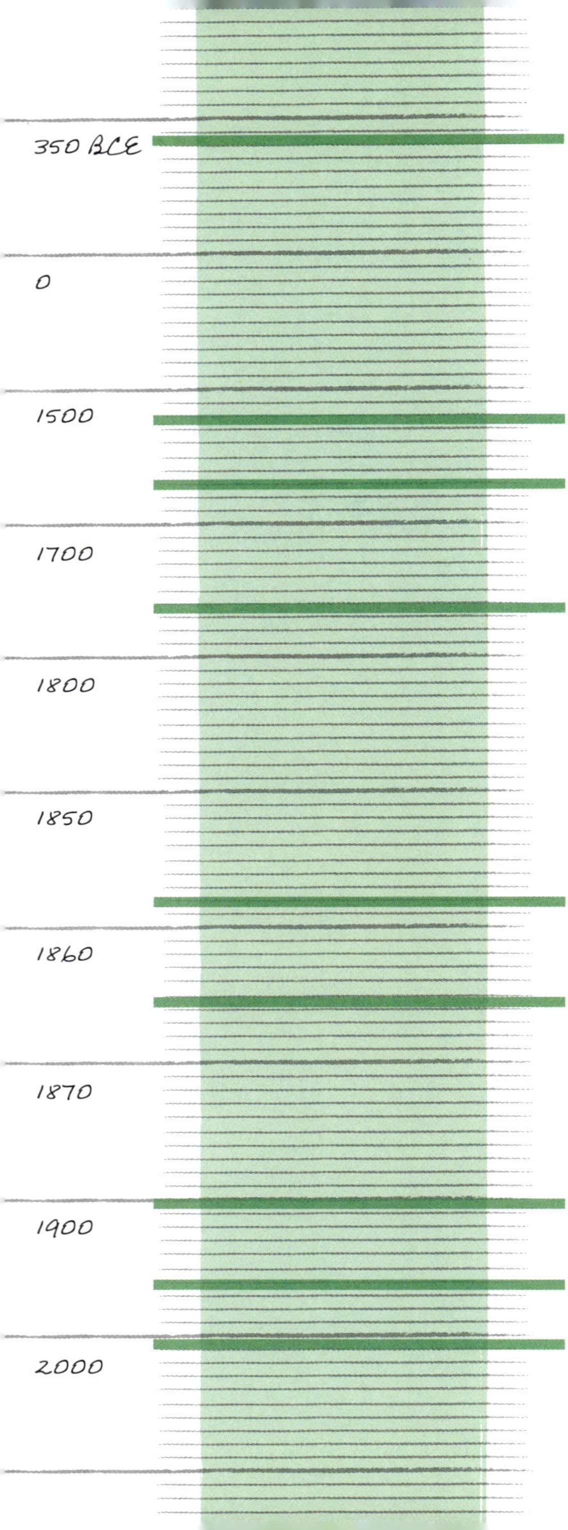

ヘロフィロス『脈拍について』（前330年頃）

ヴェサリウス『人体構造論』（1543年）

ウィリアム・ハーヴェイ『動物の心臓ならびに血液の運動に関する解剖学的研究』（1628年）

ジョヴァンニ・バッティスタ・モルガーニ『病気の座と原因について』（1761年）

ヘンリー・グレイ『グレイ解剖学』（1858年）

クロード・ベルナール『実験医学序説』（1865年）

カール・ラントシュタイナー、ABO血液型を確立（1901年）

ヴィクター・マキュージック『ヒトのメンデル遺伝』（1966年）

フランシス・コリンズ『ゲノムと聖書——科学者、「神」について考える』（2006年）

第1章
解剖学、生理学、遺伝学

ルネサンス以前、ヨーロッパの医学理論の多くは、ローマ帝国のもっとも多作な医師ガレノスの研究を下敷きとしていた。しかし16世紀中頃には、技術が向上し、知識が深まることで、科学者たちはガレノスの見解に疑問を投げかけ、解剖学的挿絵の正確な描写、血液型の発見、複雑なヒトゲノムなどの人体についての現代的理解へとつながっていく。

遺伝学革命

デオキシリボ核酸（DNA）の塩基配列決定などの遺伝子工学の進歩によって、2000年にはヒトゲノムプロジェクト（HGP）が完了するにいたり、疾患の診断および治療に対して新たな可能性が開かれた。HGPにより、ヒトの遺伝子がかつて考えられていた約10万個よりも少ない約３万個であることが明らかとなった。

各遺伝子はタンパク質をコードしており、そのタンパク質は、神経インパルスの伝達や心臓の鼓動を作り出すなどのなんらかの生化学的、生理学的機能で役割を果たす。各遺伝子は、そのタンパク質の分子的性質を規定する化学的コードをもつひと続きのDNAから構成されている。このコードに突然変異とよばれる異常が起こると、機能不全のタンパク質が生じ、これが疾患の原因となることがある。たとえば、血友病患者でみられる、第VIII因子をコードする遺伝子の突然変異が生じると、血液が凝固しなくなる。

HGP以前でも、遺伝学の研究者たちは、嚢胞性線維症、血友病、鎌状赤血球貧血などのいわゆる単一遺伝子疾患用の検査法を開発していた。このような疾患では、突然変異を生じた遺伝子をもつことと疾患発症のあいだには単純な関係がある。このため、遺伝疾患の家族歴をもつ人は、子どもがその突然変異をもって生まれる確率を知ることができる。これが着床前遺伝子診断の導入につながった。この診断法は体外受精（IVF）と遺伝子検査を組みあわせたもので、IVFにより多くの胚を作成し、各胚から得たひとつの細胞でDNA解析を行う。遺伝子の突然変異がないことがわかった胚が女性の子宮に移植される。あるいは、妊娠中に胎児を検査し、突然変異をもつ胎児を中絶するかどうかというむずかしい判断をくだすというやり方もある。

癌に関連する遺伝子も発見されている。乳癌の症例の約５％は、この癌の家族歴がある女性に生じる。1990年代に研究者はこのよ

「人類の研究法として、わたしたち自身の指図書を読むことよりも強力な方法があるだろうか？」

フランシス・S・コリンズ

うな家系的リスクと関係のある、BRCA1およびBRCA2とよばれるふたつの遺伝子を発見した。これらの遺伝子に突然変異をもつ女性では、乳癌を発症するリスクが90%にも上る。検査で陽性だった女性は、マンモグラフィのスクリーニングによるよりひんぱんなモニタリング、薬剤タモキシフェンによる化学予防治療、さらには乳房の予防的切除を選択することができる。

HGPは、たとえばほかの癌、心臓疾患、認知症、肥満、精神疾患、高血圧など、多くの疾患遺伝子にかんする知識を加速度的に増やしている。研究者がゲノム全体を詳細に調べるためにDNA「チップ」を使用することが増えてきており、以前は知られていなかった疾患関連遺伝子がさらに多数発見されている。しかし、このような遺伝子の多くはBRCA1と比べて予測性がはるかに低く、個人の疾患リスクのほんの一部にかかわっているにすぎない。課題は、遺伝子の変異が、食事などの環境要因とどのような相互作用をしているか、また全体的リスクを下げるためにどのようなことができるかを知ることである。

現在、遺伝学は個別化医療への道をたどっている。遺伝薬理学は遺伝学の一分野であり、ある人の体が処方された薬剤をどのように処理するのか、つまり肝酵素による薬剤分解が速すぎるのか、あるいは速さが十分ではないのかを調べるものである。患者の遺伝子プロファイルを調べることで、医師はどの薬剤を処方すればもっとも適切か、またどの薬剤で副作用が生じそうかを判断できるようになるだろう。イギリス・バイオバンクなどの「バイオバンク」の設立により、さらなる進歩が生じそうである。これは集団からDNAサンプルを収集して、よくみられる疾患に影響をおよぼす遺伝子の分布を明らかにし、新しい診断法や治療法の開発につなげることを目的とするものである。

ヘロフィロス
最初の解剖学者
Herophilus

前3世紀、アレクサンドリアは古代世界におけるもっとも重要な学問の中心地だった。この都市はギリシアの偉大な医師ヒッポクラテスの教えをくむ医学の学派の本拠地だった。その頂点にいたのが人体解剖学の理解の先駆者ヘロフィロスであったが、彼の使った手法は議論の余地のあるものだった。

現在ヘロフィロスについてわたしたちが知っていることの多くは、長い歳月のフィルターをへてわたしたちのもとにたどり着いたものである。ヘロフィロス自身の著作はアレクサンドリアの図書館を焼失させた大火によって失われている。彼は、現在はトルコのイスタンブール郊外にあたる出身都市カルケドンの包囲戦の後、エジプトに移住したと考えられている。彼はヒッポクラテスの弟子であるコス島のプラクサゴラスの下で医学を学んだ。

アレクサンドリアで、ヘロフィロスはその時代でもっともすぐれた解剖学者となった。しかし、彼が行った発見のいくつかには議論がつきまとう。彼とその若い弟子エリストラトスは、その研究の多くを、人間の生体解剖、つまり死刑囚をまだ生きている間に解剖することで行ったと考えられている。

このような研究、また人間の死体の解剖および生きたブタに対する実験により、ヘロフィロスは動脈と静脈を区別し、動脈の壁が静脈のものより厚いことを示した。彼はみずからの発見から、脈拍についてはじめて現実的な理論を作り、脈拍を心拍と結びつけた。

医学史家は、ヘロフィロスは循環器系だけでなく、神経系の多くの特徴を明らかにし、血管と神経の違いを認め、また髄膜や脳室などの脳の主要要素をいくつか発見し、命名したと考えている。また彼は脳を人間の知性の源とみなした。ヘロフィロス以前、アリストテレスは脳を体を冷やす役割をもつ臓器と考えていた。

実験により、彼は生殖器系の特徴の多くを見つけ、たとえば前立腺をはじめて認め、また消化器系の働きを調べ、唾液腺を見つけ、十二指腸の名をつけた。

歳月の経過、また研究を裏づける彼自身の著作がないことから、人体解剖学の理解におけるヘロフィロスの役割は、ガレノスやヴェサリウスらの貢献より下に追いやられている。これは、ヘロフィロスが人間の生体解剖を広く行ったとされることを、野蛮と考えたのちの歴史家たちによるところが大きい。

生年
前330年頃、カルケドン、小アジア（現トルコ）

没年
前270年頃、没地不明

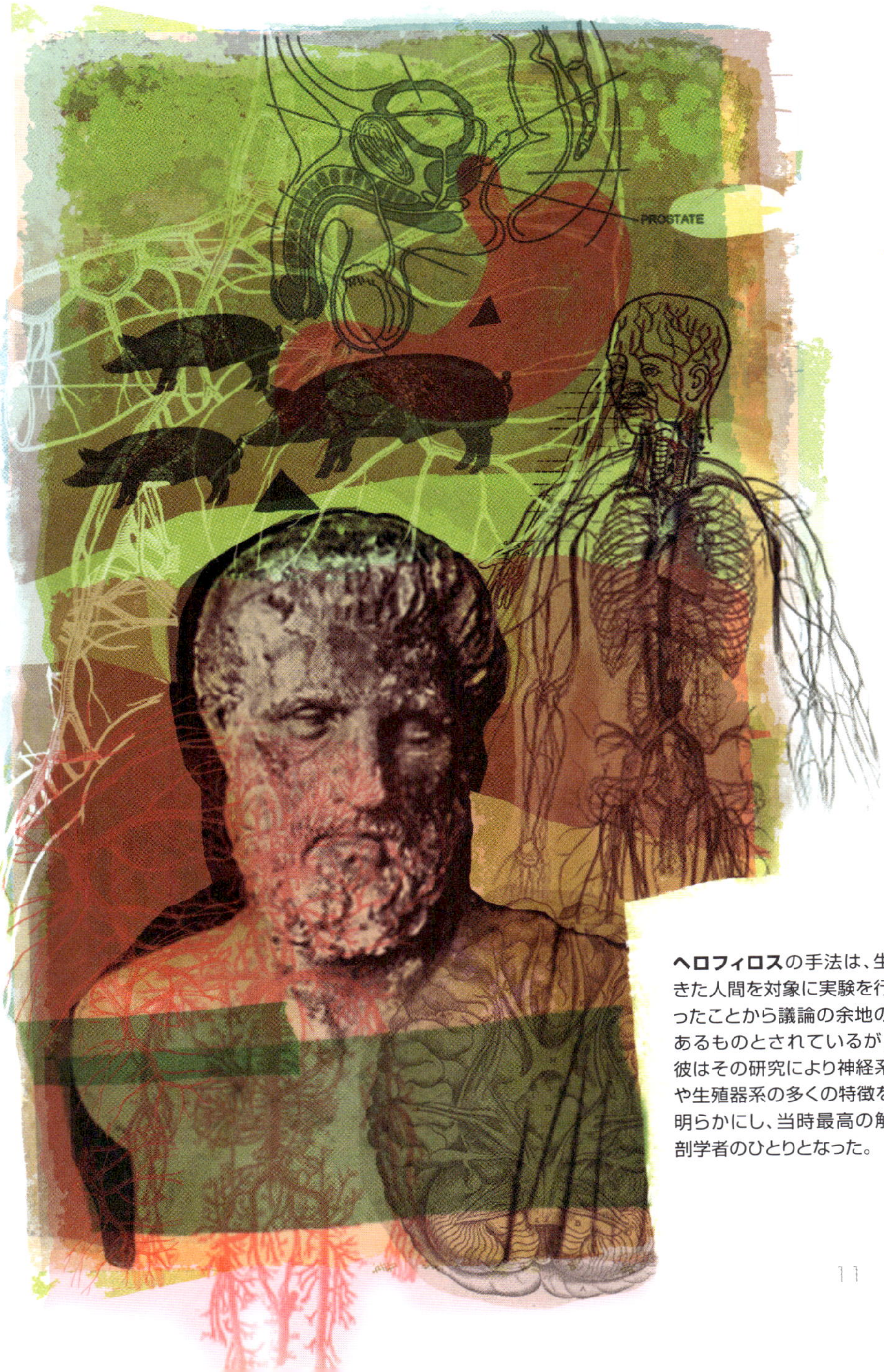

ヘロフィロスの手法は、生きた人間を対象に実験を行ったことから議論の余地のあるものとされているが、彼はその研究により神経系や生殖器系の多くの特徴を明らかにし、当時最高の解剖学者のひとりとなった。

ガレノス

Galen

大きな影響力をもった古代の医学理論家

生年
129年、ペルガモン、小アジア（現トルコ）

没年
216年頃、ローマ、イタリア

ガレノスは多産な著作家であり、生理学、診断法、治療法、薬理学、健康な生活について書き記している。ガレノスの見解はアレクサンドリアの医学カリキュラムの基礎となり、17世紀初期までほとんど反論を受けることがなかった。この時代の著作家としておそらくはもっとも読まれており、その著作は広く翻訳され、その後数百年にわたり広まっていった。

ガレノスの経歴についてわかっていることの多くは、彼自身の著作によるものであり、独立した歴史的検証をほとんど受けていない。彼は16歳で医学を学びはじめ、10年以上にわたり学び、その間、スミルナ、コリント、アレクサンドリアを訪れ、まれにみる長く多様な医学教育を受けた。

ガレノスは解剖学、外科、ヒッポクラテス医学について学び、157年頃にペルガモンに戻り、指導者に雇われて剣闘士の医師となった。162年にローマに移ると、その学識によって有名となり、169年には皇帝マルクス・アウレリウスの侍医となった。ほかにも貴族から奴隷まで多くの患者を診察し、遠隔地の人々から医学的アドバイスをこう手紙を受けとった。

ガレノスの医学はヒッポクラテス、プラトン、アリストテレスの思想を統合したものであり、合理的説明と観察に大きな力点を置くものであった。彼は健康の基礎としてのヒッポクラテスの四体液説、プラトンによる肝臓、心臓、そして精神状態と結びつく脳が人体の三つの主要システムであるという考え方、またプラトンの霊魂についての理論を信じていた。彼は脳が知覚および随意運動の座であることについて非常に明確に理解していた。また「精気」つまりプネウマ（pneuma）についても書き記している。彼はこれが動脈を通じて流れる一方、静脈は肝臓で作られる血液を運ぶものと考えていた。血管についてのガレノスの理論は、1620年代のウィリアム・ハーヴェイの研究まで異議を唱えられることはなかった。

診療では触診、脈の計測、尿の観察を重視し、治療法は多様な植物性の生薬からなっていた。神経、心臓、肺、脈についても実験を行い、また人体の解剖学的構造の理解を深め、外科手技に役だてるために、おそらくはアレクサンドリアで学んだ解剖研究を行った。ガレノスの影響はきわめて広範囲におよび、健康な生活習慣のための食事、運動、休息、衛生について記したヘンリー８世の『衛生学（Hygienics）』をふくめ、多くの翻訳がある。

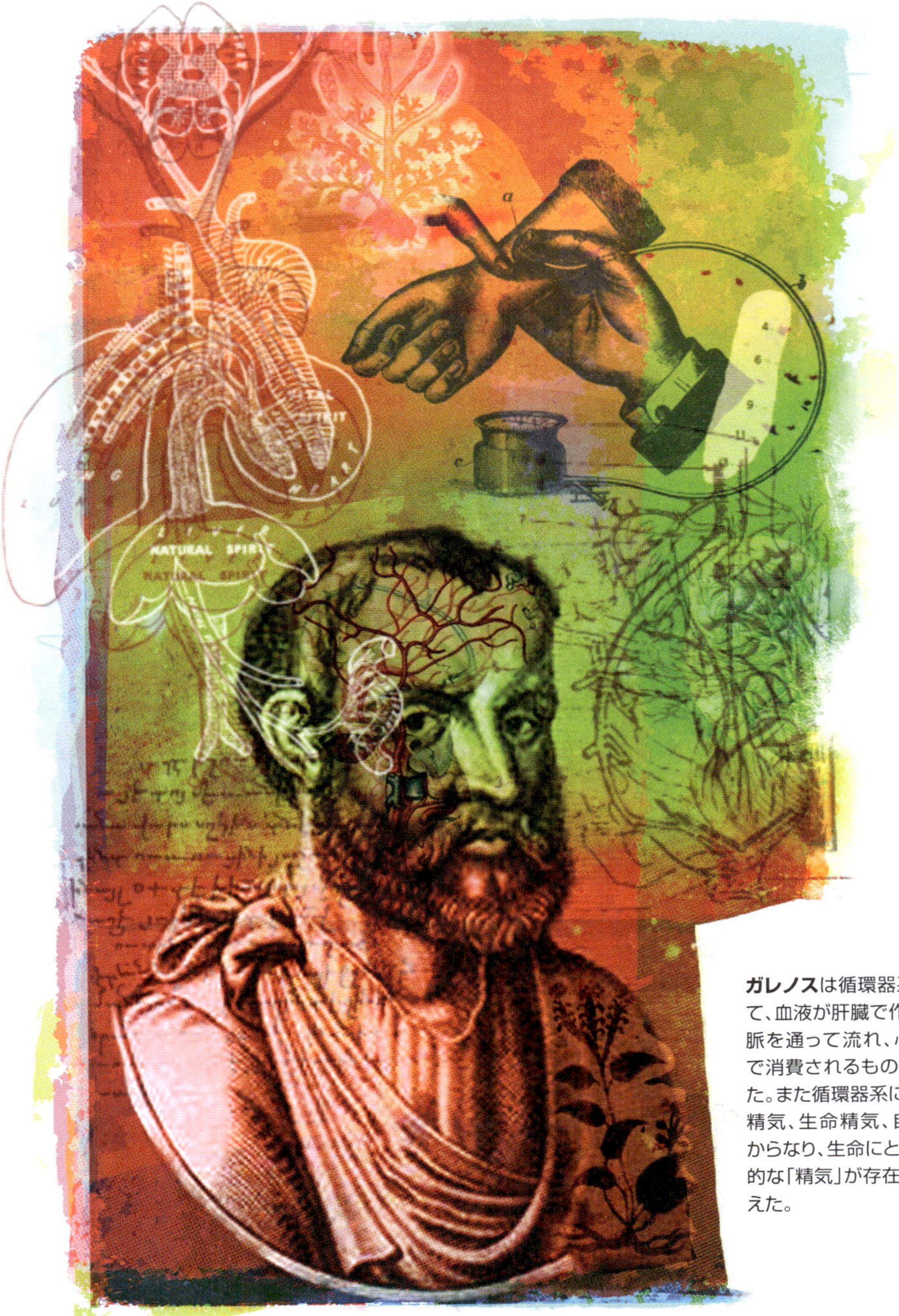

ガレノスは循環器系について、血液が肝臓で作られ、静脈を通って流れ、心臓と脳で消費されるものと解釈した。また循環器系には、動物精気、生命精気、自然精気からなり、生命にとって根源的な「精気」が存在すると考えた。

アンドレアス・ヴェサリウス
Andreas Vesalius

論争をよんだ解剖学者

生年
1514年、ブリュッセル、ベルギー

没年
1564年、ザクントス、ギリシア

手術にとって解剖学の知識が不可欠であるという強い確信をいだいていたアンドレアス・ヴェサリウスは、1543年に『人体構造論』を出版し、医学に重要な段階をもたらした。この書は、人体の解剖を通じた研究にもとづく人体の骨格、筋肉、神経系、血管、臓器についての正確な記述と挿絵をそなえたものであった。

ブリュッセルで典薬司の息子として生まれたヴェサリウスは1528年にベルギーのルーヴァンで医学を学びはじめ、1533年にパリに移った。フランスでの戦争のために1536年にルーヴァンに戻り、その後パドヴァ大学で学んだ。軍隊の外科医を短期間つとめた後、24歳でパドヴァ大学の解剖学および外科学の教授となった。

ヴェサリウスは、人体の解剖を助手にやらせるのではなく、みずから行うことで有名になり、これを人体解剖学の研究手段として用いることで視床などの新たな構造を発見することができた。この時点まで、解剖はもっぱら指導のために用いられていた（これすらも人体を切ることが多くの宗教的伝統に反するものであったため、物議をかもすものだった）。パドヴァの判事がヴェサリウスの研究に興味をひかれ、処刑された罪人の死体を使って研究を行うことを許可したことから彼の関心は高まった。

その成果である『人体構造論』は、1000年を優に超えて主流であったガレノスの解剖学にかんする学説に異を唱えるものであったことから、出版当時議論をよんだ。ガレノスの解剖学は人間ではなく、バーバリーエイプ（オナガザル科）の解剖にもとづいたものであったが、両者の解剖学的構造には重要な点で違いがあった。たとえばヴェサリウスは、心臓のふたつの心室間には通路があり、血液が通過できるというガレノスの主張に異議を唱えた。

ヴェサリウスの研究は大きな議論をよび、パドヴァで、またのちに国王カール５世の、1555年にはその息子フェリペ２世の侍医となったスペインでかなりの抵抗にあった。しかし、評価の流れは変わりはじめ、16世紀末には、ヴェサリウスが提示した人体解剖学の説は医学の「基準」となり、著作は広く翻訳され、普及した。

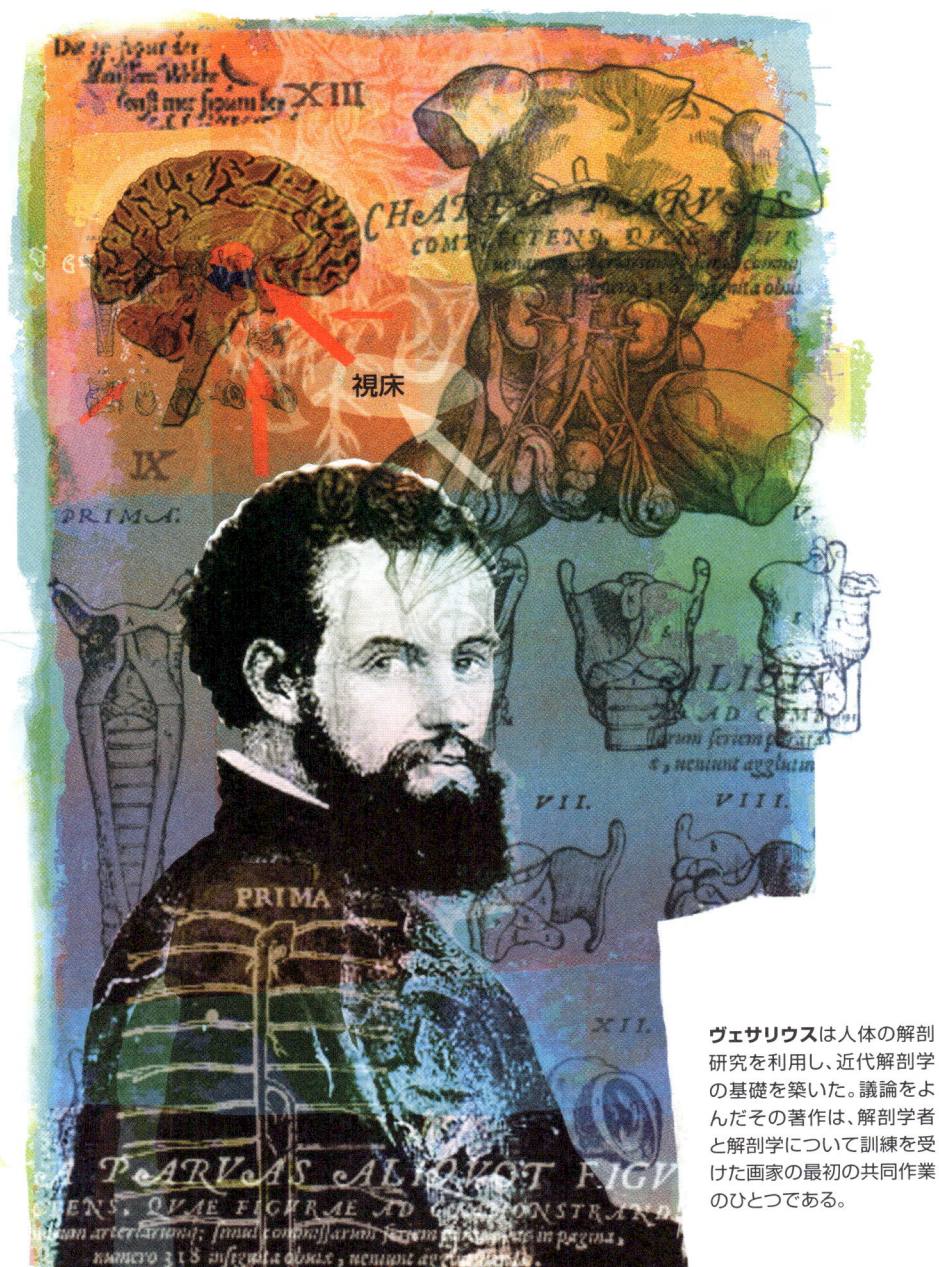

ヴェサリウスは人体の解剖研究を利用し、近代解剖学の基礎を築いた。議論をよんだその著作は、解剖学者と解剖学について訓練を受けた画家の最初の共同作業のひとつである。

ウィリアム・ハーヴェイ
血液循環の発見者
William Harvey

ウィリアム・ハーヴェイは、血液循環にかんする自説について論じた『動物の心臓ならびに血液の運動に関する解剖学的研究』を出版したが、これは1000年以上にわたって支配的であったガレノスの血液の産生にかんする学説に異を唱えるものであったため、当初は抵抗にあった。しかしのちにその研究は古典となり、近代的な生理学の理解の出発点となった。

生年
1578年、フォークストン、イギリス

没年
1657年、ロンドン、イギリス

ハーヴェイはケンブリッジ大学で医学を学び、卒業後、ヨーロッパ随一のパドヴァ大学医学部に進んだ。パドヴァ大学でのハーヴェイの教師のなかには、静脈に弁を発見し、それを1603年に発表した解剖学者のジェローラモ・ファブリツィオがいた。しかしファブリツィオはこのような弁の機能を説明することができなかった。ハーヴェイが血液が体内をどのように移動しているかに関心をいだくようになったのはこの難問からであった。まもなく彼はある種の循環器系について明確なアイディアを得た。

1602年にロンドンに戻ると、ハーヴェイはロンドンのセントバーソロミュー病院の医師となった。医師としての診療のかたわら、彼は血液循環についてのアイディアを研究するために動物の解剖と実験を続けた。

『De Motu Cordis』としても知られる『動物の心臓ならびに血液の運動に関する解剖学的研究』（1628年）で、彼は心臓、静脈、動脈内の弁により血管の一方向の動きが可能となるようすを記述した。心臓が筋肉のポンプとして働き、収縮して血液を動脈に送り出し、動脈が血液を各臓器に運ぶ。心臓の右心室（下側の小腔）が肺に血液を送り、そこで血液が酸素をとりこむ一方で、左心室は体の残りの部分に血液を送る。その後血液は静脈を通って心臓に戻ってくる。このような提案は、血液は肝臓で作られて各臓器に流れ、そこで消費されるという長らく受け入れられてきたガレノスの学説に真っ向から異を唱えるものであった。イギリスの多くの若い研究者たちが血液循環についてさらに実験を行うと、ハーヴェイの理論はまもなくガレノスの学説にとって代わっていった。

ハーヴェイは生殖についても研究し、人とほかの哺乳類が、精子による卵子の受精によって生殖することをはじめて提案した。これは哺乳類の卵子が実際に発見される２世紀前のことであった。

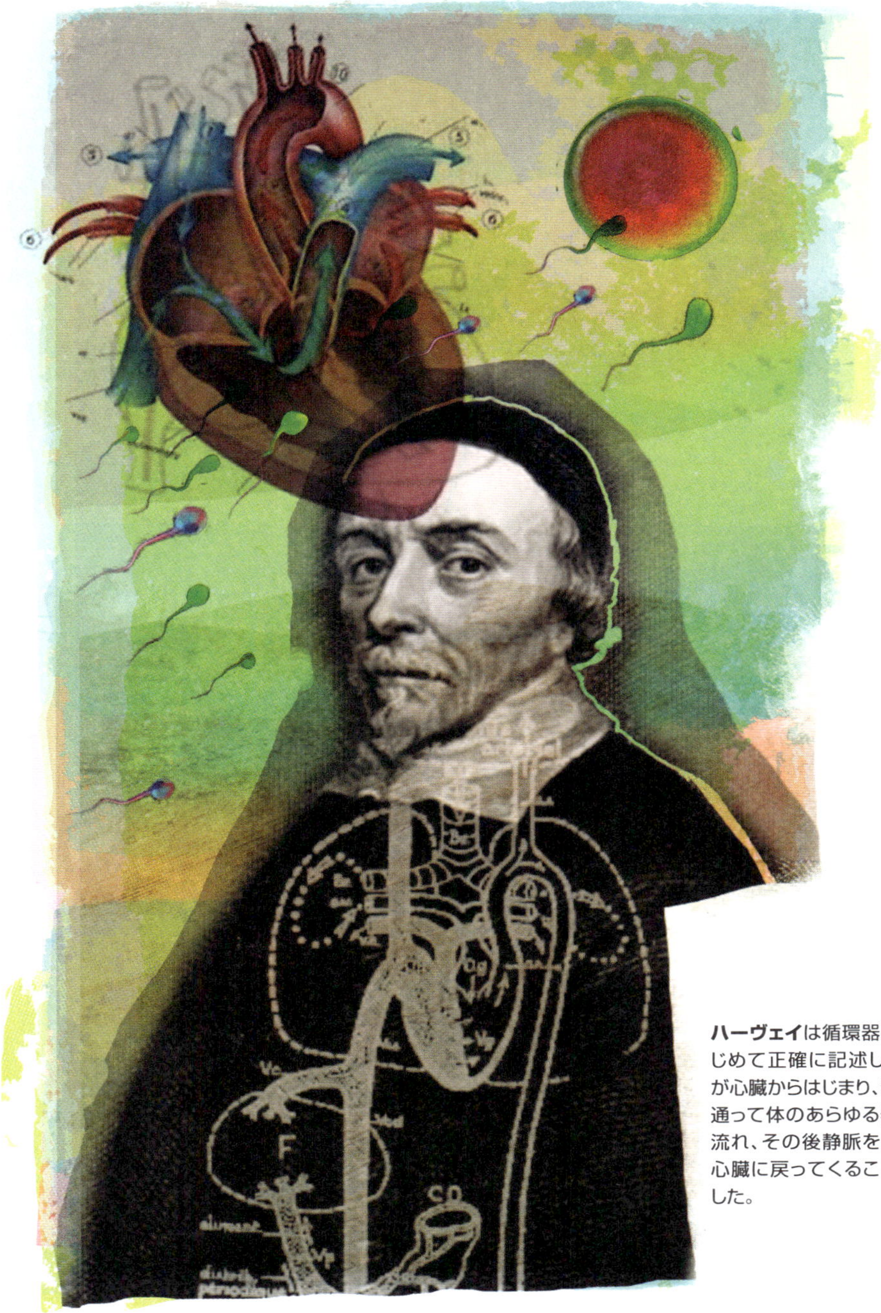

ハーヴェイは循環器系をはじめて正確に記述し、血流が心臓からはじまり、動脈を通って体のあらゆる器官に流れ、その後静脈を通じて心臓に戻ってくることを示した。

ジョヴァンニ・バッティスタ・モルガーニ
Giovanni Battista Morgagni

臓器病理学の創始者

生年
1682年、フォルリ、イタリア

没年
1771年、パドヴァ、イタリア

ジョヴァンニ・バッティスタ・モルガーニは、人間の死体を詳細に検討することで診断を行うことが可能であり、疾患の症状と原因は死後に判明する病理学的病変で明らかとなるという確信をもっていた。彼は疾患が特定の臓器に局在するという考え方をはじめて提案した。

モルガーニは1698年から1707年にかけてボローニャ大学で学んだ。1701年に哲学と医学の学位を取得すると、ボローニャの主要病院でさらに解剖学の経験をつんだ。彼は1699年から1767年まで詳細な医学的、科学的日誌をつけ、その中に症例、講義ノート、死後所見を記録していた。

モルガーニの国際的名声は、1706年に精細な解剖学的構造にかんする彼の主要研究の多くを記載した『解剖学に関する注釈（Notes on Anatomy)』を出版した時点で確立した。彼は人体内、たとえば、男性および女性の生殖器、気管内の多くの解剖学的構造を新たに発見した。直腸のモルガーニ柱や甲状腺のモルガーニの錐体など、そのいくつかは彼の名にちなんで名づけられている。また解剖学的研究により、腎臓の結核や肝硬変などの多くの病気をはじめて記載している。

1761年、モルガーニは『病気の座と原因について（On the Sites and Causes of Diseases)』を出版した。これは生涯の研究の集大成であり、長年つけていた日誌の素材を記載したものであった。この著作は、人体は複雑な機械であり、故障や消耗を起こしやすいとの説を提唱した偉大な解剖学者マルチェッロ・マルピーギの考えに着目したものである。モルガーニは、生じた病変は体の解剖学的構造に明らかになると主張した。この著作は、脳、心臓、肺、消化器系、生殖器系、発熱、腫瘍を扱い、５巻からなるものであった。

この古典的医学書は700の症例を記載しており、その大半がモルガーニ自身の仕事であったが、モルガーニが経歴の初期に個人助手をつとめていたマルピーギの弟子であるアントニオ・ヴァルサルヴァの剖検例も若干ふくまれている。モルガーニは、それまでの医学文献も包括的に校閲し、ほかの医学者の観察記録を自身のものと比較した。この著作はすぐに英語、ドイツ語、フランス語に翻訳され、ライデン大学やウィーン大学などの当時の一流医学校の学生の必須図書となった。

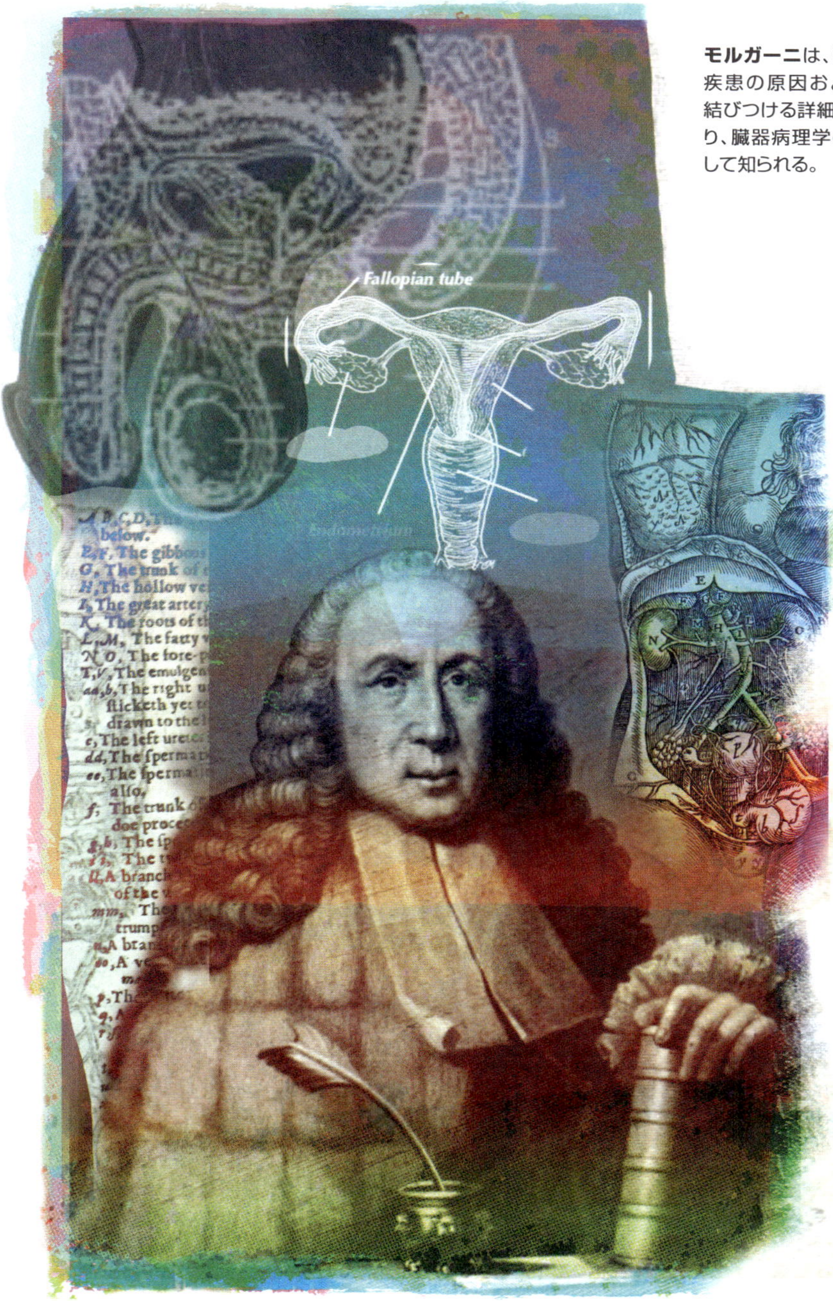

モルガーニは、死後所見を疾患の原因および症状と結びつける詳細な研究により、臓器病理学の創始者として知られる。

クロード・ベルナール
医学研究の先駆者

Claude Bernard

生年
1813年、サン・ジュリアン・ド・ヴィルフランシュ、フランス

没年
1878年、パリ、フランス

クロード・ベルナールの関心は医学研究、および生理学、病理学、薬理学間の関連性にあった。彼は、人体が外的環境に翻弄される自律的臓器の集まりであるという、長らく信じられてきた考え方に異論を唱えた。そのかわりに、みずから体の「内部環境（internal milieu)」とよぶものを提案した。これにより、人体はみずからの内部的環境を作り出し、健康な状態ではその環境の中で体液、細胞、臓器がたがいに平衡を保って働くのに対し、疾患ではこの平衡が乱れるとした。

ベルナールはパリで医学を学び、1839年に医師の資格を得た。生理学のすぐれた研究者であり、動物研究も行っていたフランソワ・マジャンディの指導を受け、のちにコレージュ・ド・フランスでマジャンディの研究助手となった。ベルナールは手先が非常に器用であり、科学理論に厳密にもとづく実験のデザインに対する手法を身につけていた。彼は動物実験において新しい技法や手法を多数あみだした。

ベルナールは毒性学、胎児生理学、神経系などのさまざまな分野で医学研究を行ったが、主要な発見は消化器系の研究からもたらされた。1848年に、実験により膵臓が脂肪、タンパク質、炭水化物を分解する酵素を分泌することを実証し、消化における膵臓の役割を示したのである。この研究に対し、彼は実験生理学の賞をフランス科学アカデミーから受賞した。

消化器系にかんするほかの実験から、彼は胃液中の酵素の存在、また炭水化物が消化管で単糖類に変化してから吸収されることを示した。また肝臓が食物中のグルコースをグリコーゲンとして貯蔵し、血糖値を一定に保つために必要に応じて放出できることも発見した。

1852年にマジャンディが退職すると、ベルナールはコレージュ・ド・フランスでの彼の仕事の大半を引き継ぎ、その死後には後を継いで医学部教授となった。科学的研究の基本原理および自身の実験を詳細に記したベルナールの偉大な著作、『実験医学序説』は1865年に出版された。

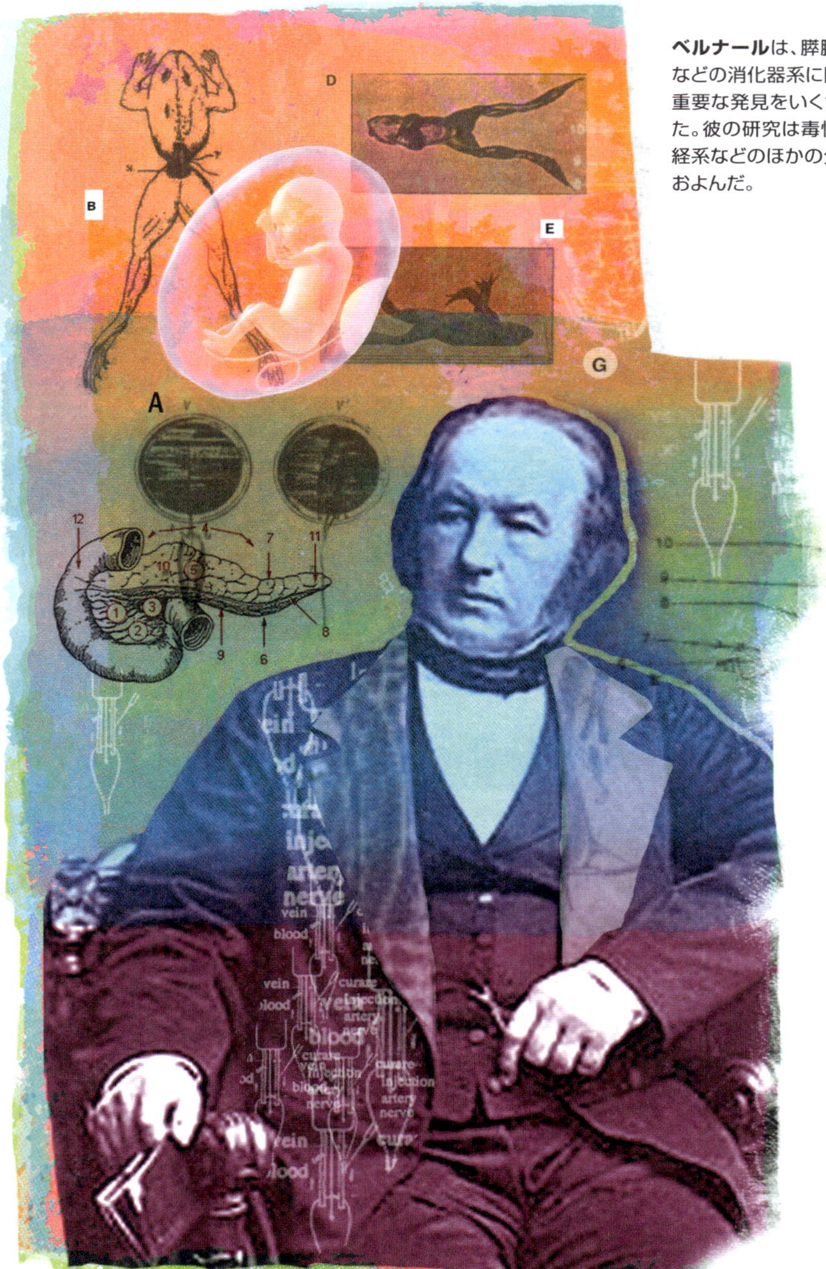

ベルナールは、膵臓の役割などの消化器系に関連する重要な発見をいくつか行った。彼の研究は毒性学や神経系などのほかの分野にもおよんだ。

ヘンリー・グレイ
『グレイ解剖学』の著者

Henry Gray

ヘンリー・グレイの名前は、19世紀なかばに教え子の医学生のために外科の同僚とともに作った人体解剖学の教科書の代名詞となっている。『グレイ解剖学——記述解剖学および外科解剖学（Gray's Anatomy: Descriptive and Surgical）』は1855年に着想され、1858年に初版が出版された。この書籍は、解剖学にかんする知識と理解の進歩にあわせて更新、改訂が行われ、現在も「医師のバイブル」でありつづけている。

グレイは18歳でロンドンのセントジョージ病院の医学生となった。彼は人体解剖学の講師となり、外科医としても仕事を行った。25歳という若さでイギリスのロイヤル・ソサエティのフェローに選ばれ、1年後に、脾臓の構造と機能にかんする研究により権威あるアストリー・クーパー賞を受賞した。

グレイと同僚のヘンリー・ヴァンダイク・カーター博士は教科書を作ることを決めると、必要な資料を集めるために18カ月間にわたってともに解剖を行った。デッサン力にすぐれるカーターが一連の木版の挿絵を作成すると、グレイはそれにつける文章を執筆した。その結果、363枚の挿絵をふくむ750ページの書籍ができあがった。この書籍を解剖学のほかの教科書からきわだったものとしたのは、大きく、明瞭かつ機能的なカーターの高品質な挿絵と、挿絵中に各部の名称を記載したことだった。

この書籍は『グレイ解剖学』として知られるようになり、長年にわたって多くの版が出版されている。今ではもとの文章と挿絵のいずれも残っていないものの、そのコンセプトは受け継がれ、同書はなおも重要な情報源となっている。第39版は1600ページにおよび、2260枚のイラストが収載され、重さは約5キログラムある。オンラインでも閲覧でき、単一の解剖学の情報源としては世界最大とされる。

ヘンリー・グレイは、医学の仕事でさらに多くのことをなしとげたはずだが、1861年、34歳で、天然痘にかかった甥の看病をしているあいだに同じ病気により死去した。

生年
1827年、ウィンザー、イギリス

没年
1861年、ロンドン、イギリス

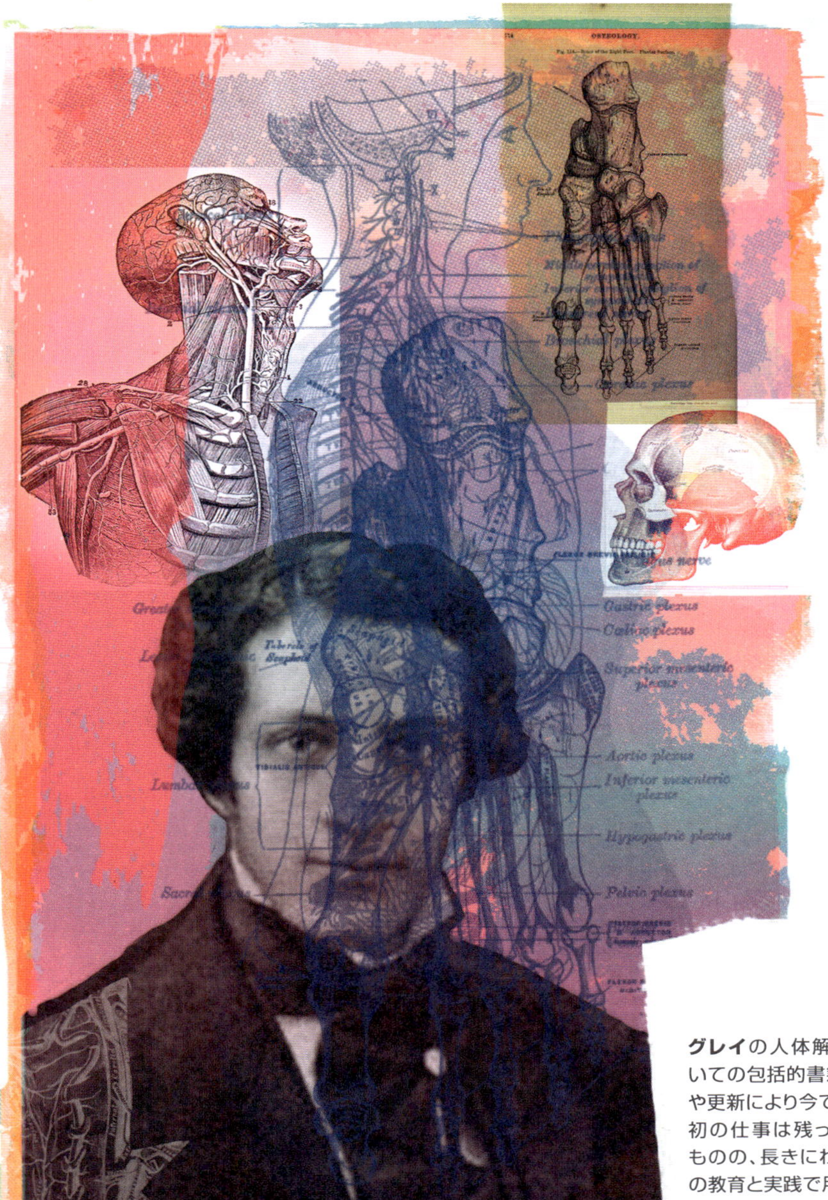

グレイの人体解剖学についての包括的書籍は、改訂や更新により今では彼の最初の仕事は残っていないものの、長きにわたり医学の教育と実践で用いられている。

カール・ラントシュタイナー

Karl Landsteiner

血液型の確立者

カール・ラントシュタイナーは人間の血液型について研究を行い、人間には３種類の血液型があることを見つけた（４番目の血液型はのちに発見された）ことでなによりも有名である。このような血液型、また混ぜた時の血液型同士の反応の仕方にかんする分析により、ラントシュタイナーは安全な輸血を行うための法則を確立することができた。

カール・ラントシュタイナーは1891年に医学部を卒業し、ドイツとスイスで、偉大なエミール・フィッシャーら、当時の一流教授陣の下で化学の勉強を続けた。彼が血清学と免疫学に関心をもちはじめたのは、1896年にウィーン大学の衛生研究所に職を得たときのことであった。1909年にはウィーン大学の病理学教授に選任された。

1900年、ラントシュタイナーはある人の血球をほかの人の血清と混ぜた場合に生じることのあった細胞間凝集（凝集の一種）——輸血成功のさまたげとなった現象——にかんする重要な論文を発表した。彼が一連の実験を行うと、そこからヒトの３種類の血液型、A、B、Oが現れた。AとBは、それぞれA型赤血球とB型赤血球の表面に付着する「抗原」とよばれる特殊なタンパク質分子を表している。O型に属する赤血球にはその表面にAもBもないが、AB型の赤血球には両方がある。それぞれの血清は「抗体」とよばれる分子をふくんでおり、これが対応する抗原と結合して凝集反応をひき起こす。たとえば、A型血清は抗B抗体を、B型血清は抗A抗体をふくんでいる。O型血清は抗A抗体と抗B抗体をふくんでいるのに対し、AB型血清はいずれもふくまない。このように、ラントシュタイナーの法則は、血清には、自身の血液型に対し活性をもたない抗体のみがふくまれているというものであった。これは、AB型の血液型の人はあらゆる赤血球の輸血を受けることができるが、O型の血液型の人はO型赤血球の輸血しか受けられないことを意味していた。

ラントシュタイナーは1922年にアメリカに移り、ロックフェラー研究所に職を得、1929年にはアメリカ市民となった。1930年、ABO血液型にかんする研究の功績により、ノーベル医学生理学賞を受賞した。

生年
1868年、ウィーン、オーストリア

没年
1943年、ニューヨーク州ニューヨーク市、アメリカ

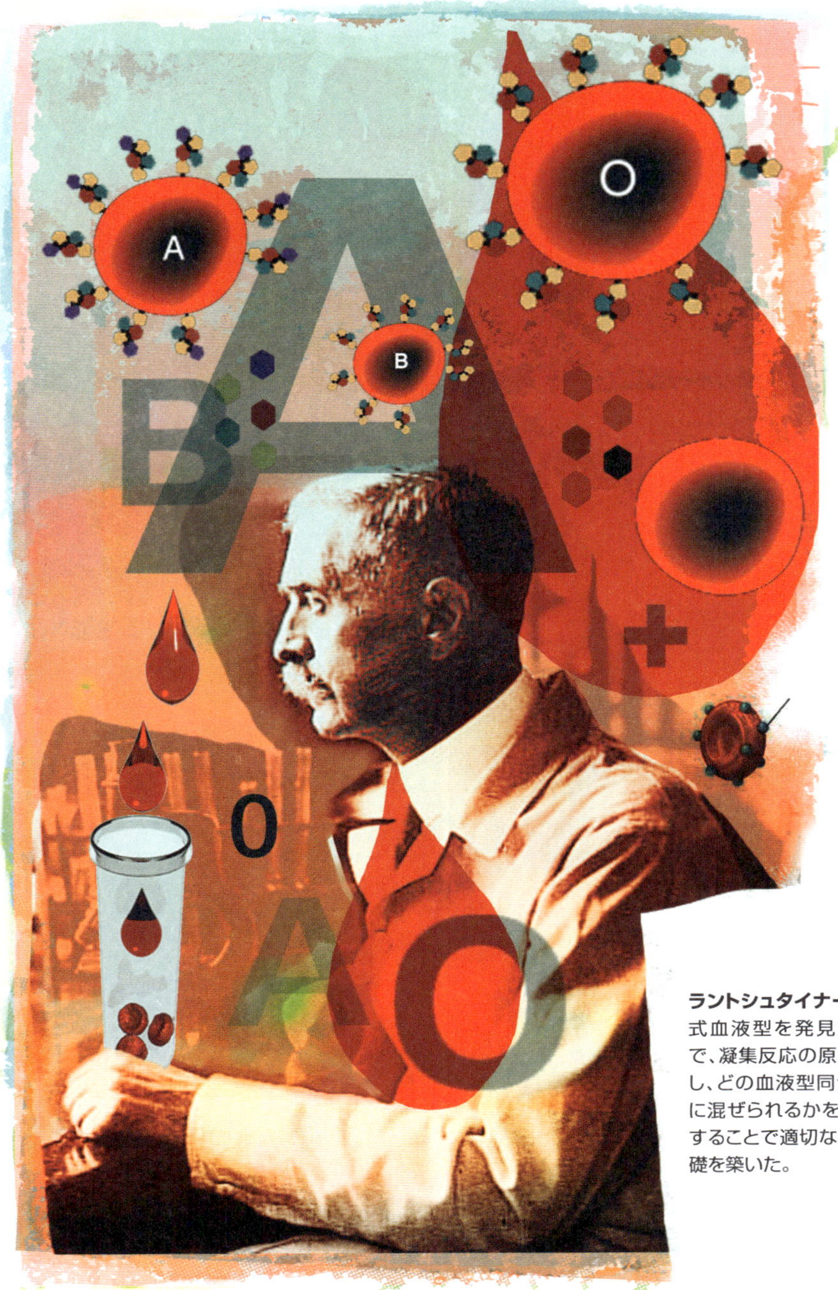

ラントシュタイナーはABO式血液型を発見することで、凝集反応の原因を解明し、どの血液型同士を安全に混ぜられるかを明らかにすることで適切な輸血の基礎を築いた。

ヴィクター・マキュージック
Victor McKusick
臨床遺伝医学の創始者

生年
1921年、メイン州パークウェイ、アメリカ

没年
2008年、メリーランド州タウソン、アメリカ

ヴィクター・マキュージックは遺伝学の研究により知られる。その研究を通じ、彼は遺伝疾患を同定し、治療する方法を理解した。このテーマに対する関心からマキュージックはヒトゲノム・マッピングの重要な原動力となった。

マキュージックはもともと牧師になるつもりだったが、十代のころにかかったレンサ球菌感染症のために長期の入院をすることになり、そこで新しく承認された抗菌剤であるスルファニルアミドの投与を受けた最初期の患者となった。この入院により、彼は職業進路を変更し、1940年にタフツ大学に入学して医学を学んだ。

マキュージックは医学生として有能であり、ジョンズ・ホプキンズ大学ではオスラー・メディカル・サービス・インターンシップを獲得している。彼の遺伝学に対する興味は、当時診察していた腸ポリープと唇の色素斑に苦しむ十代の患者によりかきたてられた。その後彼は、患者の家族にも同様の疾患に罹患している人がいることを知り、その原因が遺伝的なものである可能性に気づき、これについてみずからの最初の研究論文を発表した。

遺伝学に対する関心に火がつくと、彼は結合組織の遺伝疾患であるマルファン症候群の研究にとりかかった。この疾患では患者は異常に長い四肢、網膜剥離に悩まされ、重症例では心臓に欠陥が生じる。

当時彼はほかにも遺伝学の研究としてアーミッシュの共同体について綿密に調べ、彼らの限定的な遺伝子プールがどのように身体的欠陥やほかの遺伝疾患につながるかを理解した。

マキュージックは、ヒトゲノム全体のマッピングを最初に提唱したひとりとなった。1966年には、遺伝疾患とその遺伝子的原因について詳細を記載した参考図書『ヒトのメンデル遺伝（MIM）』の初版を出版した。この書籍版は現在12版を重ね、オンライン版も提供されている。

1969年のある会議で、マキュージックはカナダの遺伝学者フランク・クラーク・フレーザーとともにヒトゲノム全体のマップを作成するアイディアを提案し、遺伝子マッピングの国際的調整学術組織である国際ヒトゲノム解析機構（HUGO）の初代会長に就任するよう要請された。彼は初期のヒトゲノムプロジェクトに深くかかわり、最終的に同プロジェクトは2003年にヒトの完全な遺伝子マップ作成という彼の当初の夢を実現した。

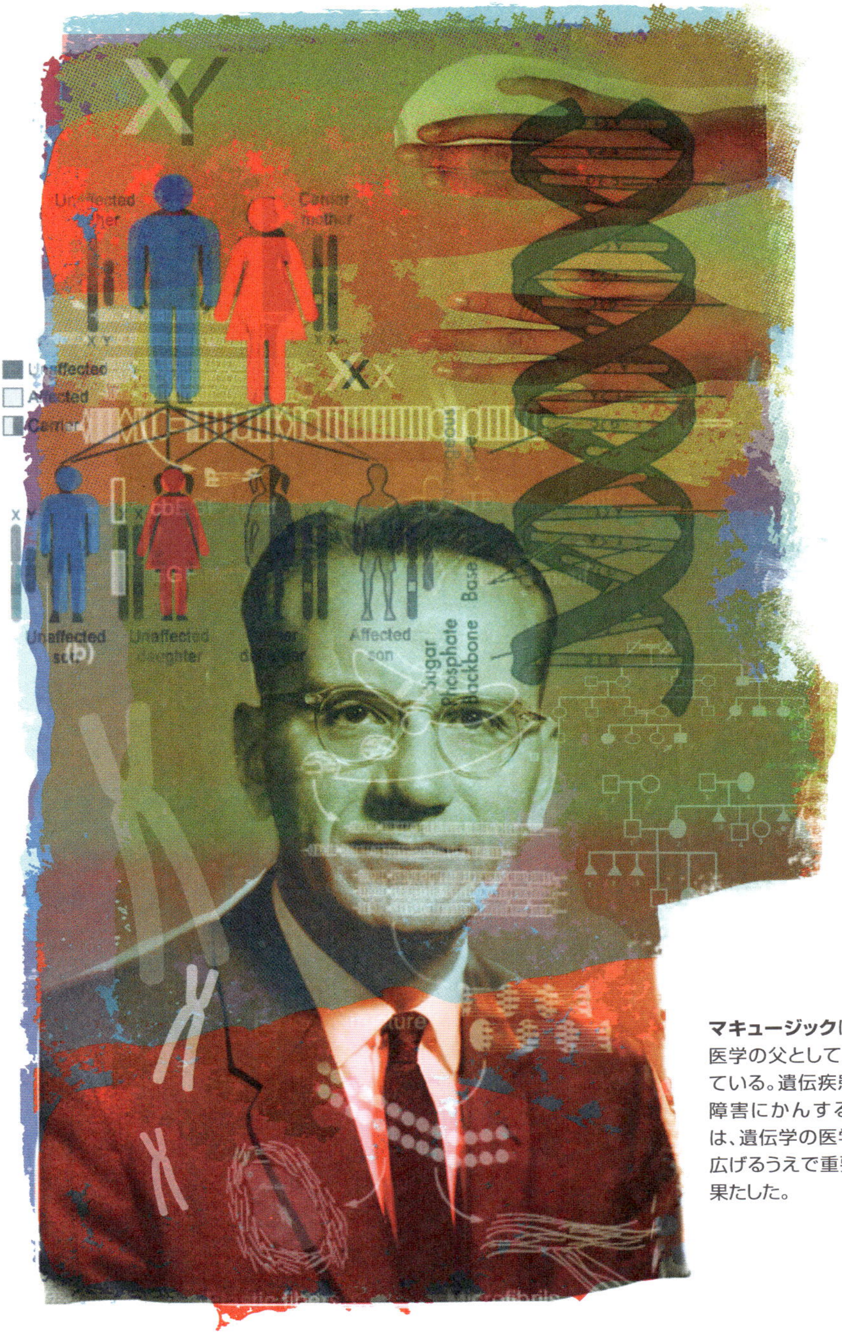

マキュージックは臨床遺伝医学の父として広く知られている。遺伝疾患や遺伝的障害にかんする彼の研究は、遺伝学の医学的知識を広げるうえで重要な役割を果たした。

フランシス・コリンズ
Francis Collins
ヒトゲノムプロジェクトのリーダー

フランシス・コリンズは、ひと続きのデオキシリボ核酸（DNA）にふくまれる潜在的な疾患遺伝子を特定する手法を研究した。「ポジショナルクローニング」として知られるその手法は分子遺伝学の基礎となっている。その後、コリンズはヒトの遺伝子の見取り図をマップし、配列決定を行う学際的、国際的取り組みであるヒトゲノムプロジェクト（HGP）を率いた。

コリンズはヴァージニア大学、のちにイェール大学で化学を学んだ。彼の生化学に対する関心がかきたてられたのはイェール大学でのことだった。彼は生命の見取り図をになう分子――DNAと関連するリボ核酸（RNA）――に魅了された。このため彼はノースカロライナ大学で医学生となり、1977年に医学の学位を得た。

研修医として数年をすごした後、彼はイェール大学に戻り、遺伝学の研究職についた。ここで彼はDNA中の潜在的疾患遺伝子の特定をはじめた。ポジショナルクローニングを用いれば、かならずしもどのように作用するのかを解明しなくても（後で行うことができる）、疾患遺伝子の特定が可能である。

コリンズのこの分野での最初の成果は、1989年の肺疾患である嚢胞性線維症の遺伝子の特定であった。その後、彼が率いるチームはハンチントン病、神経線維腫症、多発性内分泌腫瘍症１型、またある種の成人急性白血病の遺伝子を発見した。

1993年、コリンズはアメリカ国立ヒトゲノム研究所の所長となり、ヒトゲノムプロジェクト（HGP）を指揮した。人体の細胞ひとつひとつには体の見取り図がDNA分子の形でふくまれている。各分子は４種類ある（一般にA、G、T、Cの文字があてられる）ヌクレオチドとよばれる30億の化学的単位から構成される。これらのヌクレオチドの配列は細胞の活動をうながすすべてのタンパク質分子を作るための暗号であり、事実上生命の見取り図ということになる。HGPは「シーケンサー」とよばれる自動読みとり装置を用いてDNAの断片の配列を解読し、その後ソフトウェアを使って配列をつなぎあわせ、データを解釈した。

HGPの科学者たちは生物学者クレイグ・ヴェンターと共同作業を行い、2000年にヒトゲノムの概要版が発表された。ヒトゲノムマップの最終配列は2003年に発表されたが、これは偶然にもジェームズ・ワトソンとフランシス・クリックによるDNA構造の発見の50周年の年であった。

生年
1950年、ヴァージニア州ストーントン、アメリカ

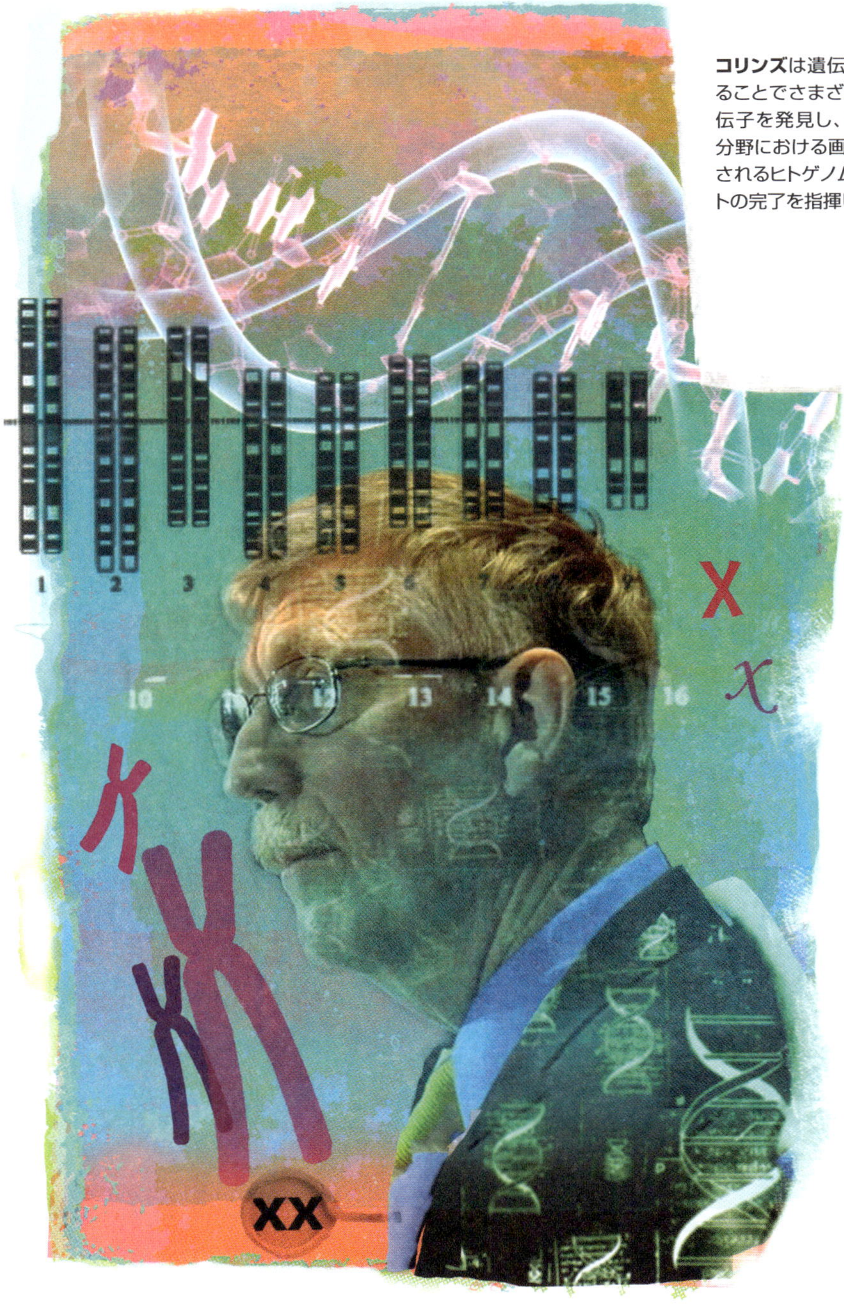

コリンズは遺伝学を研究することでさまざまな疾患遺伝子を発見し、その後この分野における画期的業績とされるヒトゲノムプロジェクトの完了を指揮した。

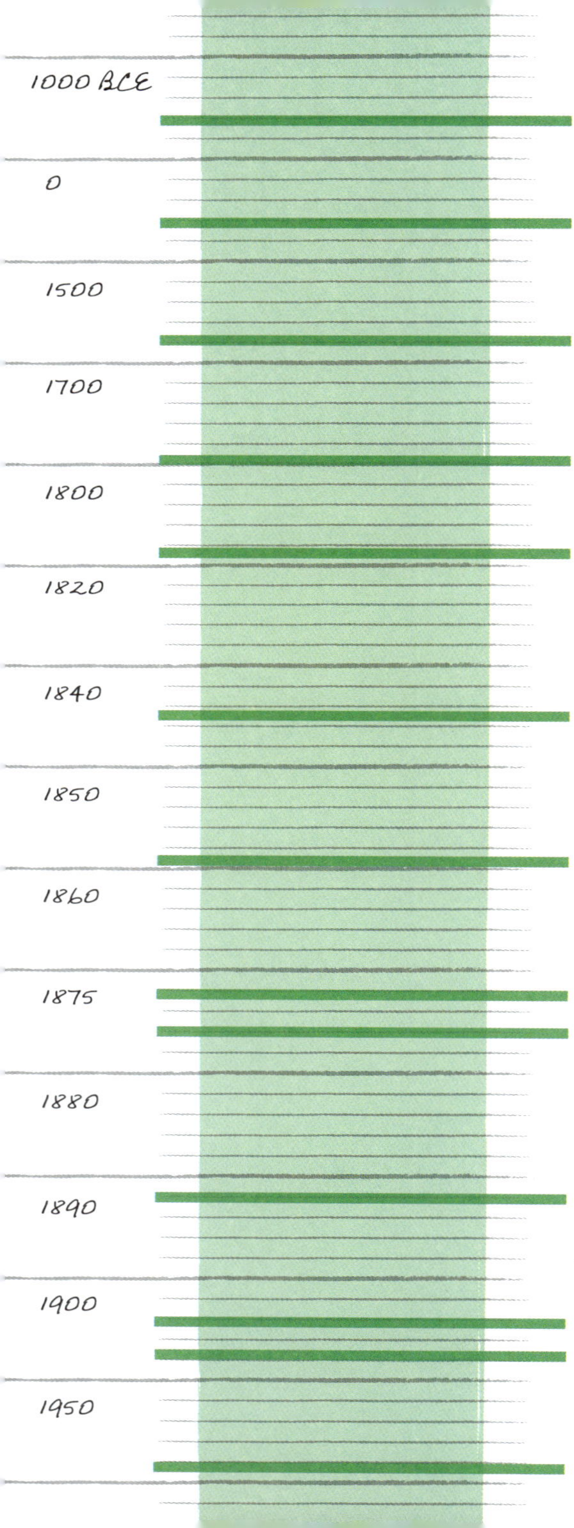

ヒッポクラテス『ヒッポクラテス全集』（前420–370年）

アル・ラーズィー『包含の書』（865–925年）

トマス・シデナム『医学観察』（1676年）

エドワード・ジェンナー『牛痘の原因および作用に関する研究』（1798年）

ルネ・ラエネック『間接聴診法』（1819年）

ジョン・スノウ『コレラの伝播様式について』（1849年）

ルドルフ・ウィルヒョウ『細胞病理学』（1859年）

フローレンス・ナイチンゲール、病気の貧者のために看護婦を教育（1876年）

ルイ・パストゥール『微生物の組織、および発酵、腐敗、接触感染におけるその役割について』（1878年）

ロベルト・コッホ『創傷感染症の原因について』（1878年）

ウィリアム・オスラー『内科学の原理と実践』（1892年）

フレデリック・バンティング、インスリンを発見（1921年）

オースティン・ブラッドフォード・ヒル『医療統計学の原則』（1937年）

リュック・モンタニエ『エイズウイルスと人間の未来』（1994年）

第2章
病理学

10世紀という早い時期に、医師たちは少数の疾患について詳細に観察し、記述しはじめた。17世紀なかばから、医学界は、聴診器および顕微鏡の導入、命にかかわる疾患の蔓延を防ぐ手段の開発など、この分野で次々に画期的成果をあげた。これらはすべてその後何世紀にもわたり無数の人の命を救うことに役だっている。

細菌論

腸チフス、コレラ、ペスト、天然痘などの感染症は、その原因が微生物（ウイルス、細菌、真菌、原虫）であることを医師たちが知るまでに無数の人命を奪ってきた。「ばい菌（germ）」という言葉はしばしば有害な微生物をさして使われるが、それは多くの微生物は無害であり、有益なものさえあるからである。19世紀なかばにロベルト・コッホによって提唱された疾患の「細菌論」は、医学の歴史における画期的出来事のひとつである。

感染症の主症状のひとつである発熱は、かつてはさまざまな原因から生じると考えられており、そのおもなものが「瘴気《しょうき》（ミアスマ）」つまり悪い空気との接触であった。同様に、医師たちは腸チフスなどの疾患についても科学的な説明をもちあわせていなかった。汚染された食べ物や水が果たす役割についても知られていなかった。

フランスの化学者ルイ・パストゥールは、やがて瘴気理論を変えることになる画期的研究を行った。パストゥールはビールやワインの醸造で生じる腐敗について研究し、一連の精妙な実験を考案して、生じた変化の原因が空気中にいる微生物であることを示した。そこから、微生物がある種の病気とその伝染になんらかの役割を果たしているかもしれないという結論にいたるまで時間はかからなかった。パストゥールは、フランスの製糸業を壊滅させつつあったカイコの病気に着目し、その病気の原因が細菌であることを示した。その後、一連の動物の病気における微生物の役割を調べた。パストゥールはとくに炭疽と狂犬病に関心をもち、みずからの微生物原因説を発展させ、19世紀後半にこれらの疾患に対するワクチンを開発した。

しかし、実際に細菌論を明確な形にしたのはコッホであり、1878年に古典的著作『創傷感染症の原因について（The Aetiology

「観察の分野では、好機は準備を怠らない者にのみ訪れる」

ルイ・パストゥール

of Traumatic Infectious Diseases)』を著して自説を提唱した。さまざまな細菌の分離や純培養の増殖について彼が行った実験から得られたコッホの原則は、現在も微生物学の研究室で疾患の大発生や流行の原因を調べる際に用いられている。

コッホは1882年に結核菌を、1883年にはコレラ菌を発見した。彼の同時代人はさらに腸チフス、肺炎、らい病、百日咳、ペスト、梅毒などのよくみられる多くの病気の原因となる微生物を分離した。

細菌論はワクチン、のちにはペニシリンやストレプトマイシンなどの抗生物質の開発もうながした。ワクチン接種によって1970年代後半には世界的に天然痘が根絶され、ポリオはほぼ根絶を達成している。一方で、HIVおよびAIDS、重症急性呼吸器症候群(SARS)、H5N1鳥インフルエンザによる新たな脅威が生じてきている。研究室で細心の作業を行って原因微生物を特定することが、これらの感染症に対する薬剤およびワクチンの開発の基礎となっている。

細菌論は、通常は感染症とはみなされない疾患の理解にも有用なことがわかっている。たとえば、癌においてウイルスが一定の役割を果たすことがある。子宮頸癌はヒトパピローマウイルス(HPV)の感染と非常に強い関連性があることが示されている。HPVに対するワクチンは、このタイプの癌についてきわめて高い防御効果をもたらすことが判明しており、現在少女や若い女性に広く利用できるようになりつつある。またヘリコバクター・ピロリ菌(Helicobacter pylori)が消化性潰瘍および胃癌に一定の役割を果たしていることが示されている。現在では抗生物質によりこの菌を根絶することがこれらの疾患の治療の重要な部分と考えられている。

ヒッポクラテス

Hippocrates

「ヒッポクラテスの誓い」の生みの親

生年
前460年、コス島、ギリシア

没年
前370年、ラリサ、ギリシア

古代ギリシアの医師ヒッポクラテスはおそらく、体の働き、疾患、その治療法の多くの側面について述べた60巻からなる著作集『ヒッポクラテス全集』によりもっともよく知られている。これらの著作のなかでもとくに『箴言』が重要である。患者に対する医師の行為についての指針を示した「ヒッポクラテスの誓い」が記載されているからである。

ヒッポクラテスの生涯についてはほとんどわかっていないが、その名前は、アリストテレス、ソクラテス、プラトン、プルタルコスら、古代ギリシアの哲学者の著作に現れる。ヒッポクラテスは、当時の伝統がそうであったように医師の家系の出身とも考えられ、謝礼を得て医学を教えていたようである。ヒッポクラテスはその治療法を、ギリシアの医神アスクレピオスの神殿にあった文書からとったと考えられる。

ヒッポクラテスの『全集』の成立は前420年から前370年にかけてのことである。ひとりの人間によるものとは考えにくいこの著作集は、おそらくはアレクサンドリアの大図書館で集められ、その後6世紀のラテン語への翻訳を皮切りに何度も翻訳されたと考えられる。

著作は、患者を観察することの重視、討論、議論、話しあいを積極的に行うこと、疾患には合理的な原因があり、たんに神の怒りに原因を求めることはできないという信念など、古代ギリシア医学の典型的特徴を表現している。哲学の影響がはっきりみられ、人体の解剖学や生理学について実際の知識がまったくないにもかかわらず、医学に対する科学的アプローチのはじまりが明らかである。たとえば、『空気、水、場所について』で、ヒッポクラテスはギリシア全土でみられた疾患のさまざまな環境的要因について記している。

彼は『人間の自然性について』で論じた「四体液説」でとくに有名である。この説で、ヒッポクラテスは健康が体の４種類の体液、黄胆汁、血液、粘液、黒胆汁のバランスの上に成り立っており、そのバランスがくずれることで病気になるとしている。別の著作、『神聖病について』では、迷信的な畏れをもってみられていたてんかんについて、脳の通路を粘液がさえぎることで生じると論じている。

ヒッポクラテスの学説は医学の歴史を通じて多くの指導的人物に影響をあたえている。ウィリアム・ハーヴェイはヒッポクラテスの『心臓について』を賞賛し、イギリスの偉大な医師トマス・シデナムは、詳細な症例を記した７巻からなる『流行病』でみられるヒッポクラテスの観察記録に感銘を受けている。

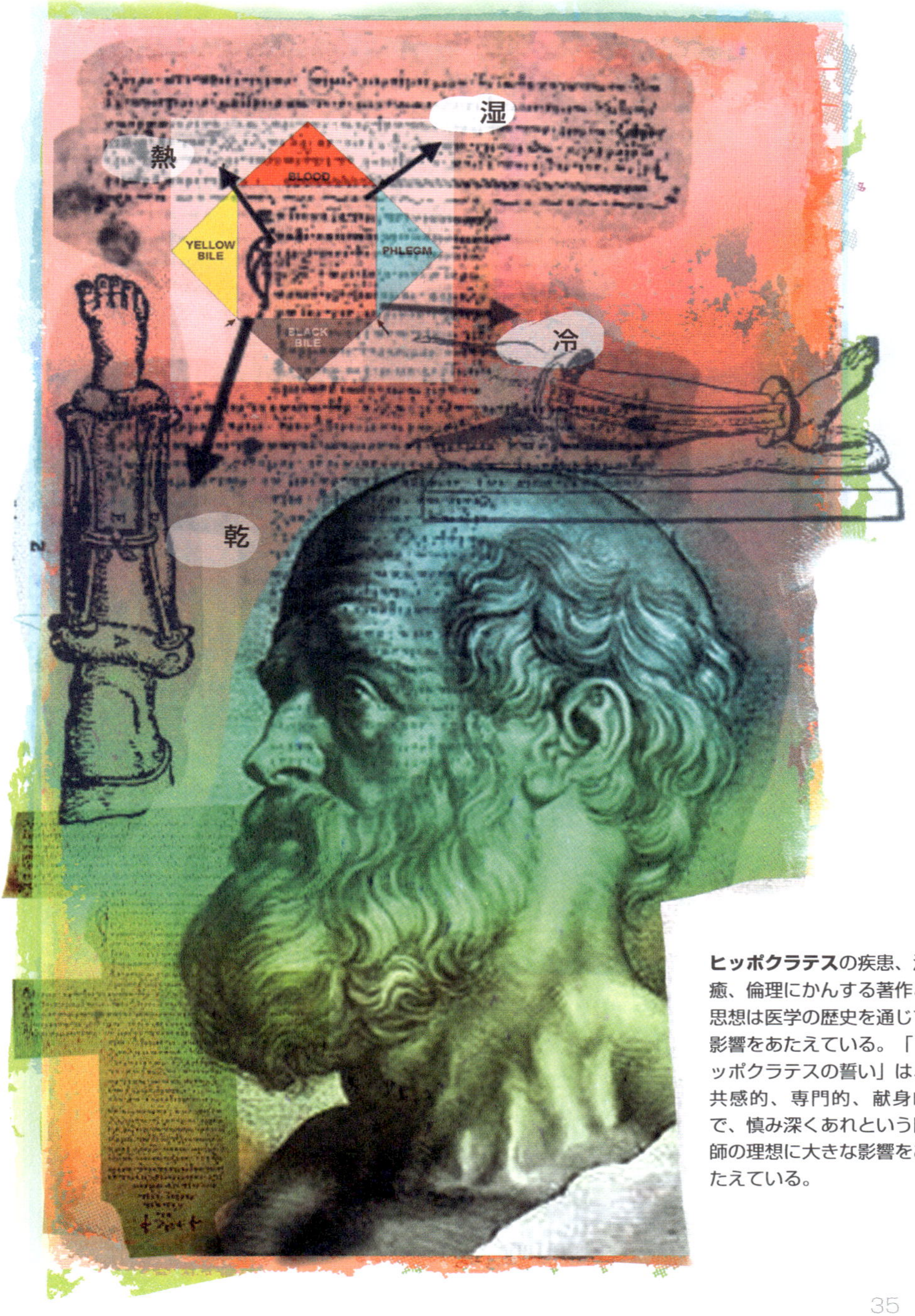

ヒッポクラテスの疾患、治癒、倫理にかんする著作と思想は医学の歴史を通じて影響をあたえている。「ヒッポクラテスの誓い」は、共感的、専門的、献身的で、慎み深くあれという医師の理想に大きな影響をあたえている。

アル・ラーズィー
鑑別診断の先駆者

al-Rāzā

生年
864年、レイ、ペルシア（現イラン）

没年
925年頃、レイ、ペルシア（現イラン）

小児科学、眼科学、脳神経外科学の先駆者とされるアル・ラーズィーは、合理的方法、実験医学、観察力が有効であると固く信じていた。彼は診察にもとづいて麻疹と天然痘を区別した最初の医師であった。

ムハンマド・イブン・ザカリヤー・ラーズィーは、ヨーロッパではラーゼスとして知られており、現在のイランのテヘラン近郊にあった生まれ故郷レイの医師であった。彼は錬金術師として出発し、実験で用いた化学物質により眼をおかされたために医学に転じたとされる。

アル・ラーズィーの『天然痘と麻疹の書』は天然痘に対して接種が行われはじめた時期にも依然重要で、1498年から1866年のあいだにヨーロッパで40の異なる版が出版されて、さまざまな言語に翻訳された。アル・ラーズィーは観察により「細く、熱く、乾燥している」体は天然痘よりも麻疹にかかりやすく、「細く、冷たく、乾燥している」体はいずれの疾患にもかかりにくいことに気づいた。彼は両疾患の症状を詳細に記述し、どの特徴が共通しており、どの特徴が特有のものなのか、天然痘の予防と治療をどのようにすればよいのか、また両疾患の予後について注意深く説明を行っている。この仕事は医学の歴史における画期的出来事とみなされている。アル・ラーズィーは疾患の細菌論が確立されるよりはるか昔に生き、活動したにもかかわらず、彼の著作は、天然痘が蔓延する要因として「腐敗した空気」について触れている。

別の有名な著作、『包含の書』は、それまでの医学の著作家からの抜粋とならべてみずからの診療で得られた詳細な症例を記載している。そのなかで、アル・ラーズィーは時にガレノスの学説を批判し、ガレノスが敷いた路線に異を唱えた。彼はみずからの情報源を綿密に記録したため、23巻に上るこの著作は医学にかんするギリシア、インド、初期のアラビアの著作の重要な情報源となっている。

ヨーロッパでもっとも影響をあたえた彼の著作は、903年頃に著された『マンスールへの書』とよばれる簡潔な一般的な医学の教科書である。ルネサンス期に多くの版が出版され、ヴェサリウスら当時の一流医師が解説をくわえた。さらに、アル・ラーズィーは小児科学、膀胱、腎臓についても記し、またはじめて枯草熱（花粉症）をバラとの接触と結びつけている。彼の医学の教科書は、中東およびヨーロッパを通じ、18世紀にいたるまで補助教材として用いられた。

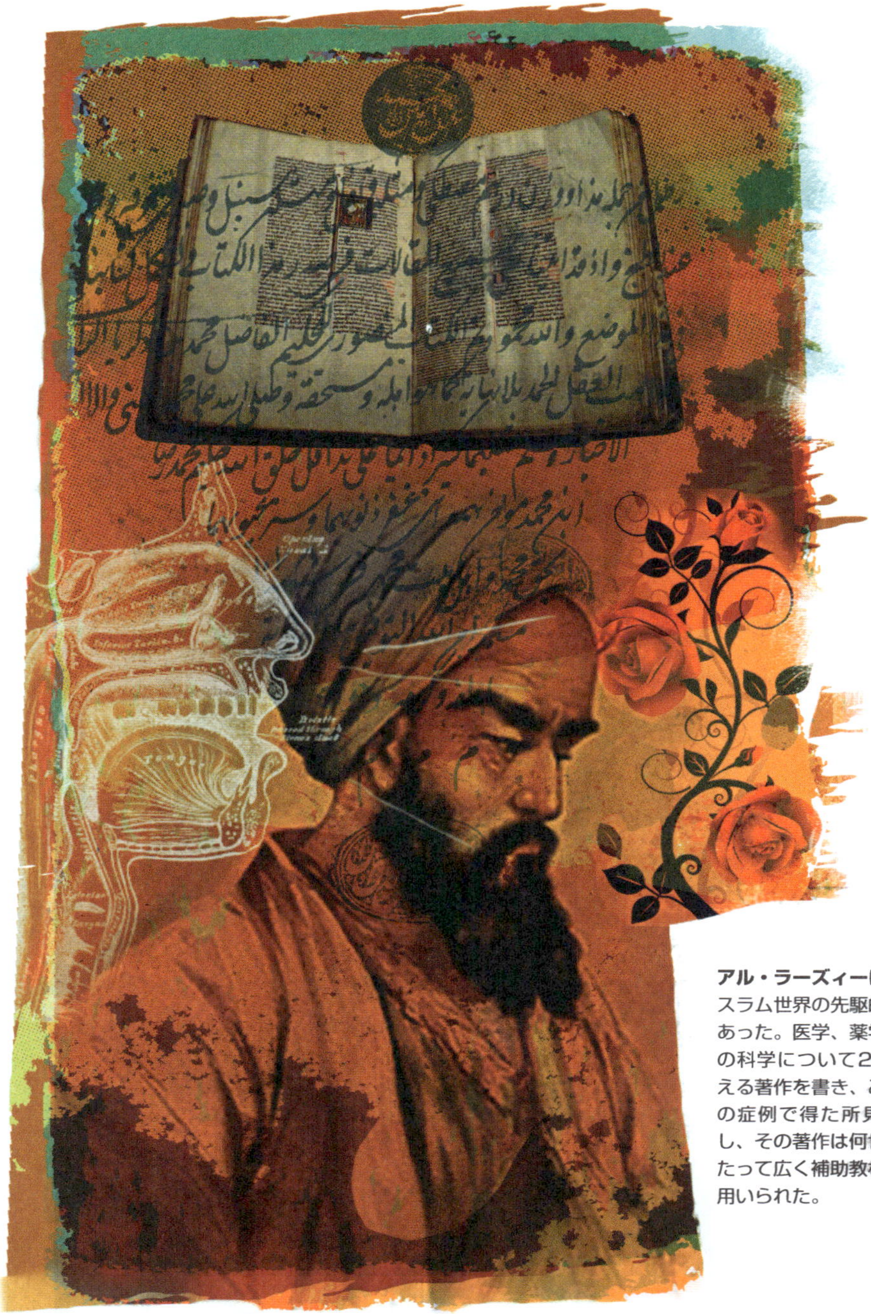

アル・ラーズィーは中世イスラム世界の先駆的人物であった。医学、薬学その他の科学について200を超える著作を書き、みずからの症例で得た所見を記載し、その著作は何世紀もわたって広く補助教材として用いられた。

トマス・シデナム
イギリス医学の父

Thomas Sydenham

生年
1624年、ウィンフォード・イーグル、イギリス

没年
1689年、ロンドン、イギリス

トマス・シデナムはいかなる特定の理論も信奉せず、観察力を重視した。臨床における医師の経験が、解剖学や生理学の詳細な知識と同様に重要であると考えた。

シデナムの医学教育はイングランド内戦（1642−1651年）の兵役により中断した。この戦争でシデナムは議会派についた。彼は1648年にオックスフォード大学医学部を卒業し、その後フランスのモンペリエでさらに学び、ロンドンのウェストミンスターで開業した。

彼は観察についてのみずからの理論を実践し、疾患の症状をきわめて正確に記述することを信条とした。猩紅熱をはじめて診断し、痛風、マラリア、ヒステリー、その他多くの疾患を綿密に記述した。彼は、発熱や炎症をともなう急性疾患は、体が悪い作用を治そうとする試みであると考えていた。これは疾患の細菌論の先駆けとなる考え方であった。一方、慢性疾患は、粗末な食事やその他の生活習慣上の要因によりもたらされる人体の「体液」の不均衡であるとしたが、これは21世紀の医師たちも大筋で同意するであろう見解である。

シデナムは貧血の治療に鉄をとりいれ、マラリアに対してキニーネの原料であるキナ皮を用いた。またひどい痛みの治療にはアヘンチンキがよいと考えた。この時代の多くの医師とは異なり、彼は瀉《しゃ》血《けつ》にあまり頼らなかった。彼はおそらく発熱の治療法によりもっとも有名である。大半の医師は、患者は「汗をかいて熱を冷ます」べきであると考え、患者を毛布でおおって体温をさらに上げようとしたが、シデナムは冷たい飲み物をたっぷりとり、適切な換気を行うことを主張した。

医師としての成功により、シデナムは「イギリスのヒッポクラテス」、また「イギリス医学の父」として知られるようになった。1666年に発熱にかんする著作を執筆し、その後ほかの疾患についても著作を著した。最終的に包括的な医学の教科書を執筆すると、これは古典となった。しかし、みずからの名前を冠した疾患、不随意な動きを特徴とする神経系の感染性疾患であるシデナム舞踏病については、自著では小さな段落をいくつかさいているにすぎない。

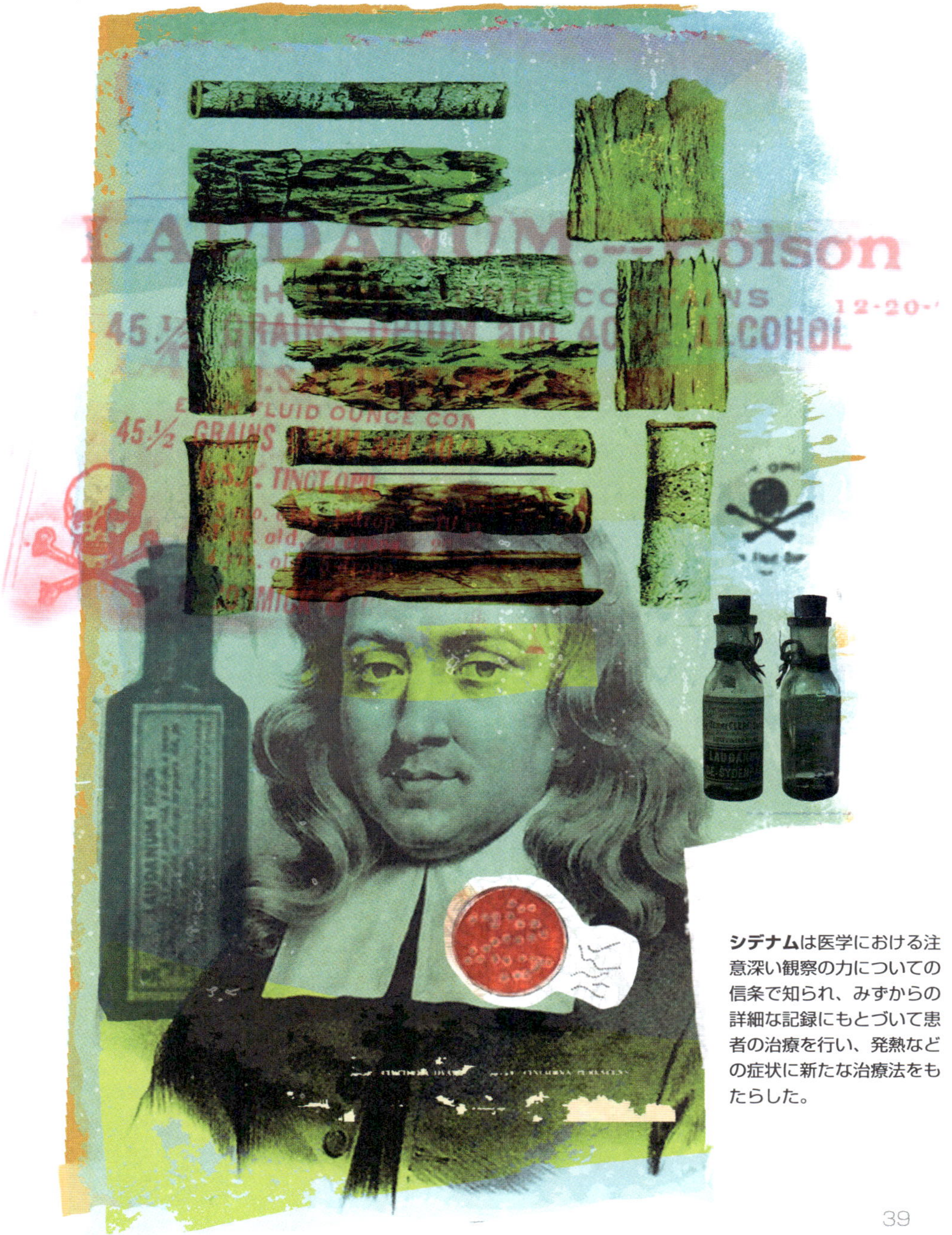

シデナムは医学における注意深い観察の力についての信条で知られ、みずからの詳細な記録にもとづいて患者の治療を行い、発熱などの症状に新たな治療法をもたらした。

エドワード・ジェンナー
ワクチン接種の先駆者

Edward Jenner

生年
1749年、バークレー、イギリス

没年
1823年、バークレー、イギリス

エドワード・ジェンナーは疾患との闘いにワクチン接種という考え方をとりいれた最初の医師であった。ジェンナーが実証した原理は現在でもほぼ変わるところはなく、ポリオ、麻疹、結核、B型肝炎などの、ほかの多くの疾患に応用され、彼の時代以降、無数の人命を救っている。

1770年、ジェンナーはロンドンのセントジョージ病院で著名な外科医ジョン・ハンターの下で医学を学びはじめた。その後故郷のバークレーに戻り、生涯そこで診療を行った。

当時、天然痘はその死亡率の高さからたいへんおそれられており、とくに子どもが犠牲となっていた。知られている唯一の防御法は「種痘」であった。これは感染者の膿を健康な人に接種するというものであった。この方法は、ときには健常者にほんとうに天然痘をうつすこともあったため危険なものであった。しかし、軽い疾患である牛痘にかかった乳しぼりの女性労働者が天然痘にはかからないらしいことがすでに知られており、ジェンナーはこの病気に対する自然の防御法についての研究を開始した。

1796年、ジェンナーはジェームズ・フィップスという８歳の患者にはじめてのワクチン接種を試し、牛痘の病巣から得た膿を少年の腕に作ったひっかき傷に注入した。ジェンナーは、乳しぼりの女性労働者が天然痘に対してもっていたのと同じ防御力が少年にも生じることを期待して、こうすることで少年に牛痘を「あたえ」ようとしたのだった。少年は以後天然痘にかからなかった。彼は次に生後11カ月の自分の息子をふくむほかの数人の子どもに実験を行った。ジェンナーはこの手法に対し、牛を意味するラテン語のvaccaから「ワクチン接種（vaccination）」という言葉を創り出した。まもなくワクチン接種が天然痘に対して防御力をもつことが証明され、この手法は広まった。ワクチン接種のおかげで、天然痘そのものの地球上からの根絶が世界保健機関（WHO）によって宣言されている（記録にある最後の症例は1978年のものである）。

免疫学にかんする理解はジェンナーの時代から劇的な進歩をとげている。現在のワクチンは不活化し、精製したウイルス、または免疫反応をひき起こすことが知られているそのウイルスのタンパク質分子ひとつだけ——抗原とよばれる——からなる場合もある。ときにはペプチドとよばれる抗原の断片のみが使われる場合もある。

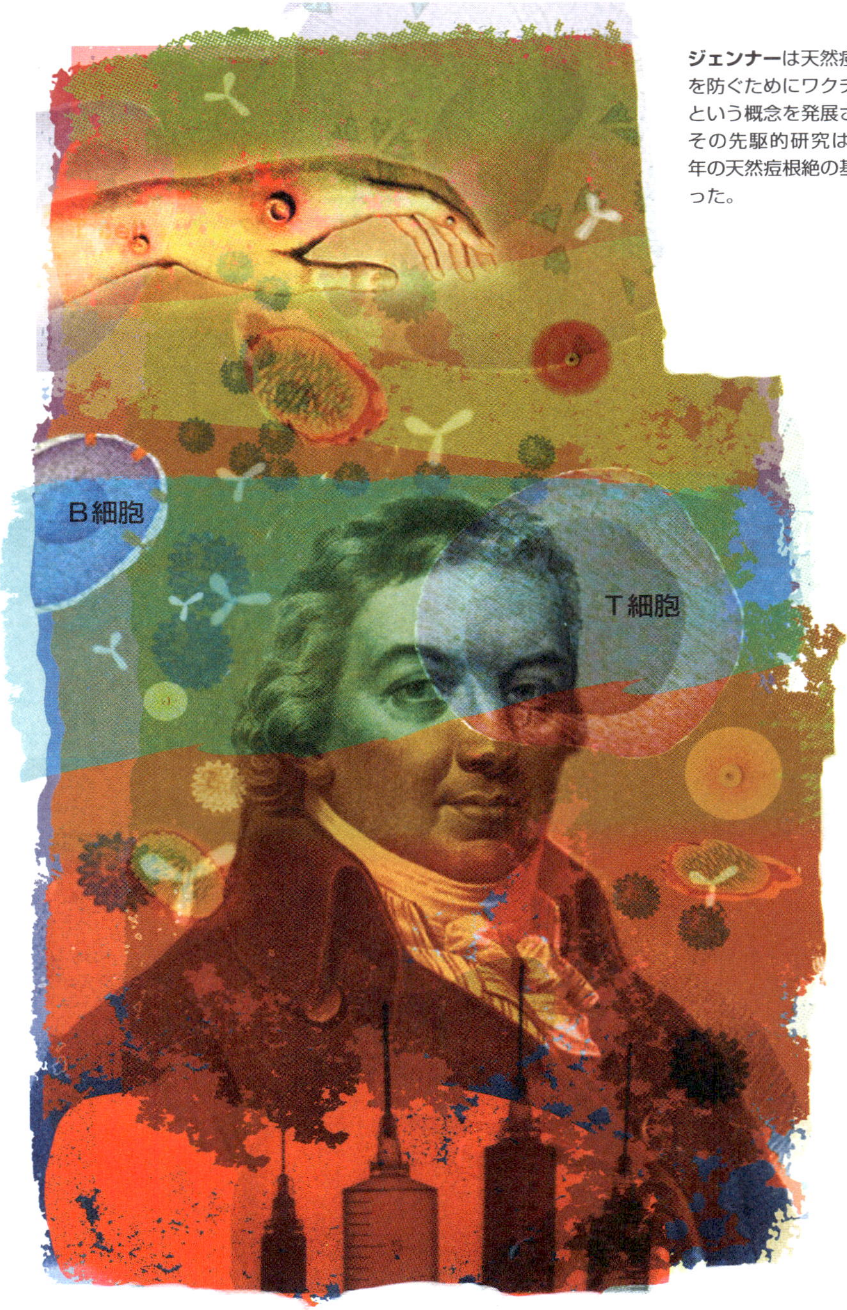

ジェンナーは天然痘の蔓延を防ぐためにワクチン接種という概念を発展させた。その先駆的研究は1977年の天然痘根絶の基礎となった。

ルネ・ラエネック
聴診器の発明者

René Laënnec

ルネ・ラエネックは聴診器の発明の貢献者である。当初は紙を丸めて自分の耳と患者の胸にあてるだけのものだった。この発明は患者が申告する主観的症状から医師が観察する徴候へと診断のバランスを移動させた。

ラエネックは1801年にパリに新たに開校した保健学校《エコール・ド・サンテ》に入学し、そこでナポレオンの侍医であり、胸の音を聞き（聴診）、胸部をたたく（打診）技法を用いて疾患の診断を行ったジャン・コルヴィサールについて学んだ。いずれの技法もオーストリアの医師レオポルト・アウエンブルッガー（1722–1809）があみだしたものであった。ラエネックはこのような方法と病理解剖学の科学的方法に興味をいだいた。

当時、聴診は医師が患者の胸に頭をあて、打診は胸をたたいて行い、ときには患者に胸をはだけるよう求めることもあった。1816年、ラエネックは太りすぎて聴診ができない若い女性患者を受けもち、「媒介物」を使うアイディアを思いついた。しっかり巻いた紙の片側を患者の胸にあて、もう片側を自分の耳にあてると、耳をじかに胸にあてて聞くよりはるかに明瞭に心音が聞こえることがわかった。

ラエネックはみずからの聴診器を使って胸部の音を喘息、肺炎、胸水などのさまざまな心臓や肺の疾患と結びつけた。1819年、著書『間接聴診法』を出版し、胸部の音を死後の所見と結びつけた50症例について記載した。

ラエネック自身は、人体は固体の臓器、体液、そして生命力からなると考えていた。疾患はこれら三つのいずれかが乱れることでひき起こされると彼は述べた。生命力は、検出したり測定したりすることができなくても現実のものであると主張した。これは議論をよぶ見解であった。彼はまた感情的健康が重要であると考え、たとえば結核は貧困やそれにともなう問題から生じるとした。

ラエネックの業績はのちに影響をあたえたが、同時代人のあいだでは賛同を得られなかった。聴診にかんする自著の第２版の出版後、彼は故郷のブルターニュに戻り、その後まもなく結核により死去した。

生年
1781年、カンペール、フランス

没年
1826年、プロアレ、フランス

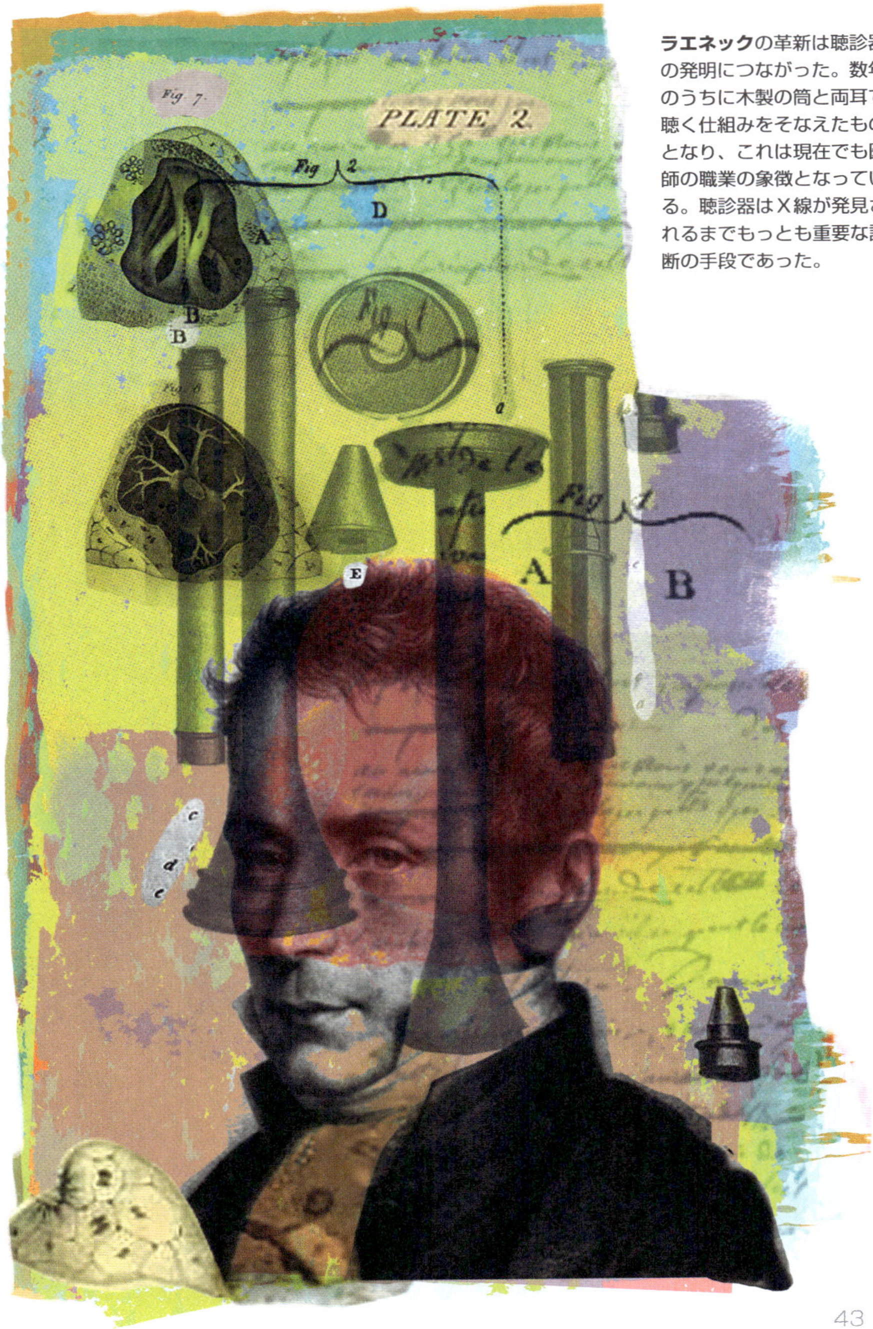

ラエネックの革新は聴診器の発明につながった。数年のうちに木製の筒と両耳で聴く仕組みをそなえたものとなり、これは現在でも医師の職業の象徴となっている。聴診器はＸ線が発見されるまでもっとも重要な診断の手段であった。

ジョン・スノウ
疫学の先駆者

John Snow

生年
1813年、ヨーク、イギリス

没年
1858年、ロンドン、イギリス

医学に科学的方法を採用したジョン・スノウの発想は時代を先どりしていた。コレラの原因と蔓延にかんする研究は画期的なもので、感染予防についての彼の意見は今日でも有効であり、ワクチン接種や抗生物質とともに、日常的に手洗いを行い、汚染された食物や水を避けることが疾患の蔓延を止めるうえで不可欠であることを証明している。

スノウは14歳で、ニューカースル・アポン・タインで外科医見習いとなった。1838年にイングランド王立外科医師会の、1850年にはイングランド王立内科医師会の一員に選ばれた。

スノウは、疾患は「瘴気《しょうき》」つまり悪い空気を通じて蔓延するという考えではなく、細菌論が正しいと考えた。また、コレラが汚染された水を通じて伝染すること、またコレラの原因がなんらかの微生物であるという説を提唱した。スノウは1848年のロンドンでのコレラ流行時にその伝播について調べ、その所見を1849年に古典的著作『コレラの伝播様式について』で発表した。その後1854年８月に、ロンドン中心部の自宅近くのブロード・ストリート周辺で起こった大発生について調べた。

彼はこのコレラの大発生をブロード・ストリートの、下水管の近くにある井戸のポンプにより供給されている水までたどる、今では有名となった地図を作成した。彼は、別の通りのポンプの近辺で生じた死亡例については、その家族がブロード・ストリートのポンプで汲んだ水を使うことを好んでいたか、犠牲者がブロード・ストリートのポンプ近くの学校にかよっている子どもたちであることをつきとめた。彼はその井戸が使えないようにポンプの柄をとりはずすよう推奨した。これはブロード・ストリートでの大発生を終息させた介入とされることが多いが、当時集められていたデータによれば、実際には大発生はすでにおさまりつつあった。しかし、コレラが人から人へと伝染するという彼の理論は受け入れられ、彼の研究は数千人もの命を救ったのである。

スノウは呼吸の科学にも関心をもっていた。1846年にエーテルが、1847年にはクロロフォルムが麻酔薬としてイギリスに導入された。スノウはその吸入装置を考案し、麻酔の５段階をあげた理論も展開した。彼はイギリス最初の麻酔専門医となり、1853年にヴィクトリア女王の第８子、レオポルド王子の出産時に女王にクロロフォルムを投与した。これにより医学において麻酔が広く受け入れられるようになった。

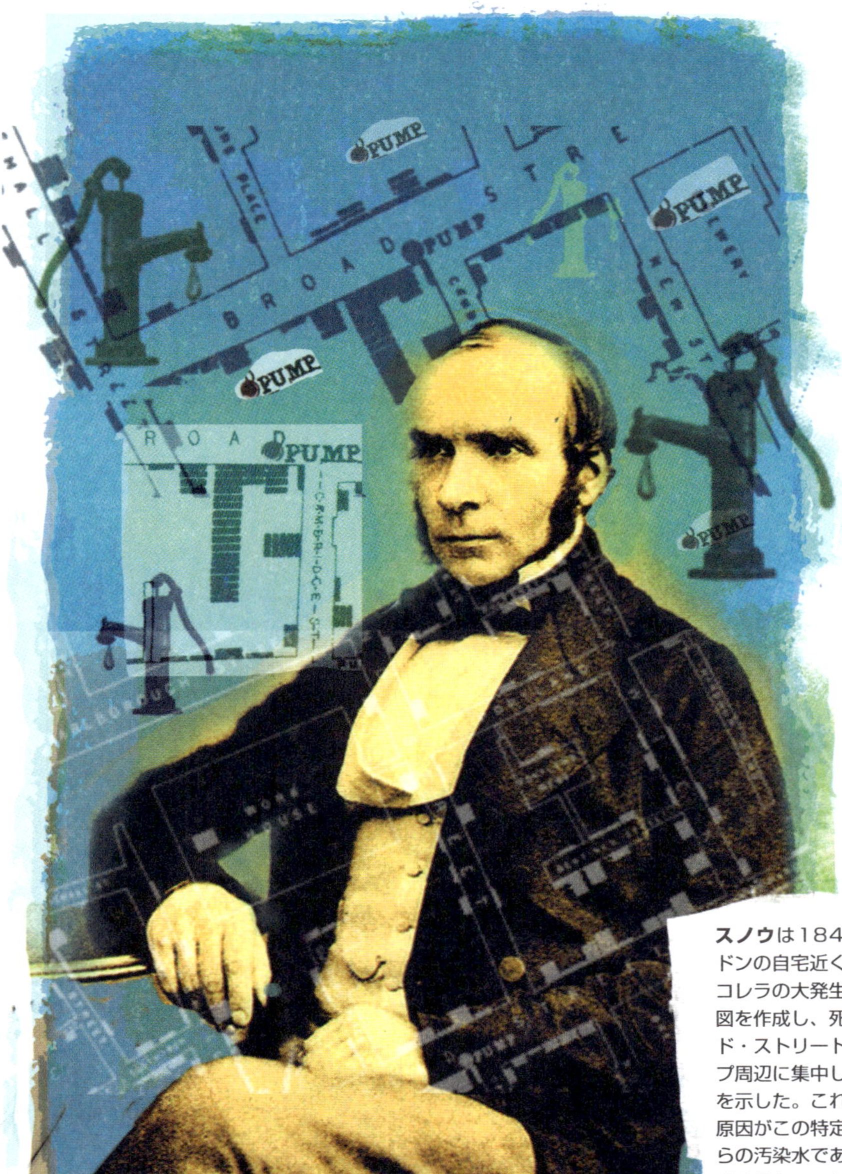

スノウは1848年にロンドンの自宅近くで起こったコレラの大発生について地図を作成し、死者がブロード・ストリートの給水ポンプ周辺に集中していることを示した。これは大発生の原因がこの特定のポンプからの汚染水であることを示唆するものであった。

フローレンス・ナイチンゲール
Florence Nightingale

近代看護学の先駆者

多くの人にとって、フローレンス・ナイチンゲールのイメージは病者を慰める「ランプをもつ貴婦人」というものだが、彼女は、看護を若く聡明な女性のための立派な職業に変えたすぐれた組織者、運動家でもあった。19世紀末には、看護職の競争率が非常に高くなったため、若い女性が看護を学ぶ場を見つけることが困難なほどであった。

フローレンス・ナイチンゲールは、看護婦になることに対する両親の長年の反対を押しきり、最終的にドイツのカイザースヴェルトにあり、この種の訓練施設として最初期の宗教的看護婦訓練校であるテオドール・フリードナー牧師のディーコネス学園におもむいた。彼女はそこで３カ月をすごし、パリの慈善修道女会でも学んだ。1853年にイギリスに帰国すると、淑女病院の看護監督となった。

同年クリミア戦争が勃発すると、戦時大臣シドニー・ハーバートとの友好関係を通じて招かれ、トルコのスクタリにおもむいた。そこでのイギリス陸軍病院の悲惨な状況が、『タイムズ』紙のジャーナリストW・N・ラッセルの執筆した報告により、イギリスにもれ伝わっていた。ナイチンゲールと38名の看護師からなる一行は同病院の清掃と改革に着手し、厳格な衛生基準を適用し、適切な換気の実施を要求した。６カ月後、負傷兵の死亡率は42％からわずか２％へと低下した。

ナイチンゲールは戦争終結時にヒロインとしてイギリスに帰国し、国内と陸軍の看護の両方でさらなる改革を促進した。ナイチンゲール看護婦養成学校設立のために20万ドルを超える公的資金が集められ、同校は1860年にロンドンのセントトマス病院内に開設された。その頃、彼女は手引書『看護覚え書』を出版し、みずからのおもな原則を提示した。

王立委員会は、兵舎の衛生状況の抜本的改革や陸軍医学校の設立など、ナイチンゲールの勧告の多くをとりいれた。ナイチンゲールによる厳格な規律、組織、衛生のシステムはすぐに普及し、オーストラリア、ニュージーランド、カナダに学校が設立された。1908年、ナイチンゲールは女性としてはじめてメリット勲章を受章した。

生年
1829年、フィレンツェ、イタリア

没年
1910年、ロンドン、イギリス

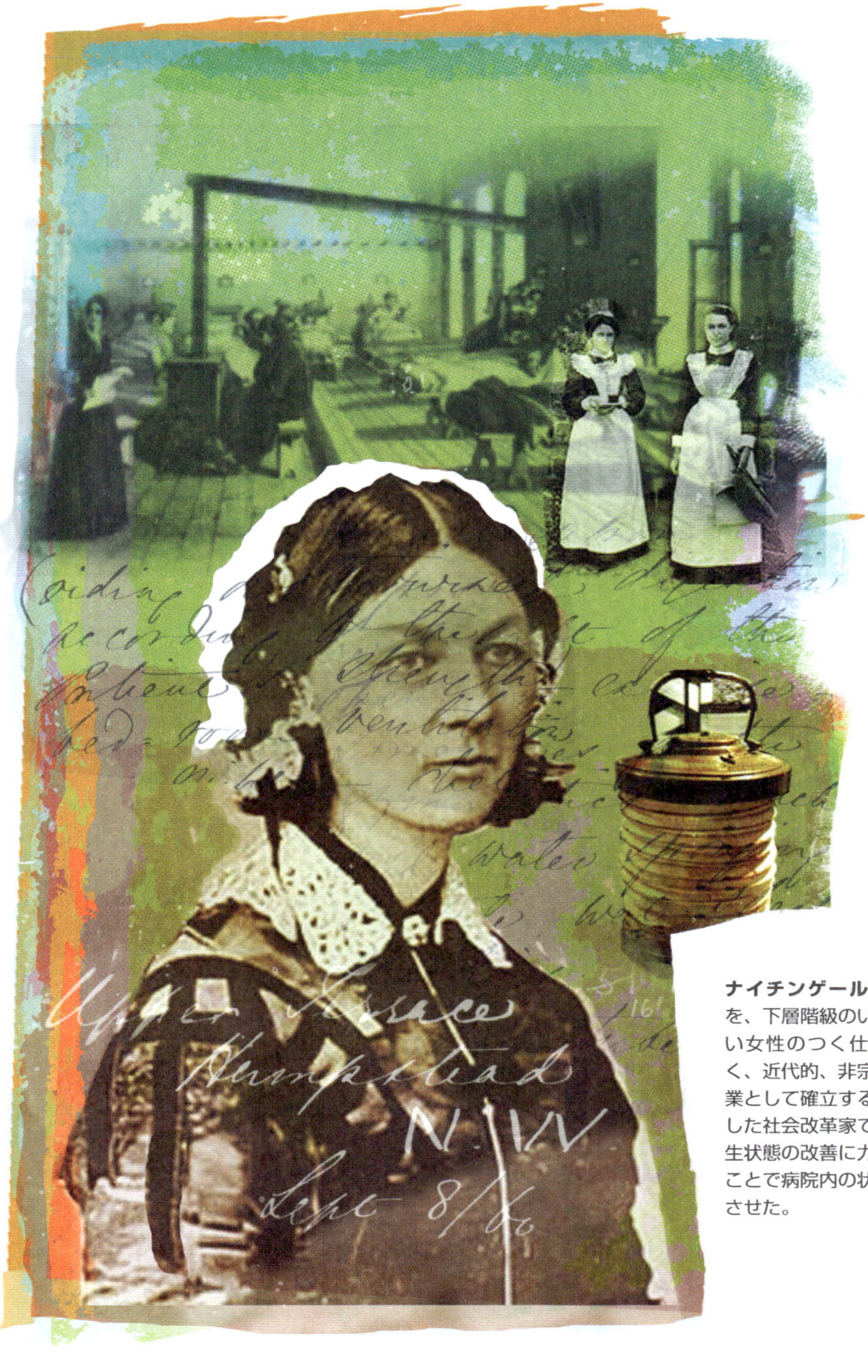

ナイチンゲールは、看護を、下層階級のいかがわしい女性のつく仕事ではなく、近代的、非宗教的な職業として確立するのを推進した社会改革家であり、衛生状態の改善に力点を置くことで病院内の状況を一変させた。

ルドルフ・ウィルヒョウ
細胞病理学の提唱者

Rudolf Virchow

生年
1821年、シフェルバイン、プロイセン（現ポーランド）

没年
1902年、ベルリン、ドイツ

同時代人のルイ・パストゥールが提唱した「細菌論」に疑念をもっていたルドルフ・ウィルヒョウは、疾患が体外の感染病原体ではなく、体内から生じると考えた。ウィルヒョウは、細胞が生命の基本単位であり、みずからを再生する能力をもつと主張した。生命はなんらかの形で自然に発生するという一般的見解に反する、当時としては急進的な考え方であったにもかかわらず、この説はパストゥールの微生物にかんする実験により裏づけられた。

ウィルヒョウはベルリンで医学を学んで1842年に卒業し、同市一番のシャリテ病院で助手の職を得た。しかし、進歩的な政治観のために1848年に職を失ってしまう。その後ヴュルツブルク市に移り、そこで病理解剖学教授となった。1856年にベルリンに戻り、ベルリン大学に新たに設立された病理学研究所で彼のために新しく作られたポストについた。

ウィルヒョウは、組織や細胞の染色、また研究用に組織を非常に薄い切片に切るミクロトームの開発などの顕微鏡検査法の進歩を利用し、顕微鏡の使用を推進して、病理学の研究を進歩させ、大発見を行った。彼は1845年に血液癌の一群である白血病を記載し、また細胞レベルで炎症、塞栓症、血栓症（後のふたつは血の塊が異常に形成される疾患）をはじめて研究したひとりである。彼は脚の静脈血栓がはがれて肺まで移動し、命にかかわる塞栓症を起こすという考えをはじめて提唱した。

ウィルヒョウは、生物学と医学における細胞の重要性について研究を行ったドイツの生物学者、マティアス・シュライデン（1804–1881）とテオドール・シュヴァン（1810–1882）の研究に大きな影響を受けた。シュライデンは植物は細胞からなると主張し、シュヴァンは、調べたあらゆる動物組織において細胞が基本的構成要素であることを発見していた。彼らの研究から、ウィルヒョウは疾患が細胞で生じると考えるようになった。

彼は、疾患とその症状は、細胞内の異常、またはある種の刺激に対する細胞の反応のいずれかにより生じると主張した。彼は研究により癌が細胞を基盤とするものであることを明らかにしたが、これは今なお、ひとつの異常細胞が増殖して腫瘍となるというこの疾患の現代的理解の基礎となっている。

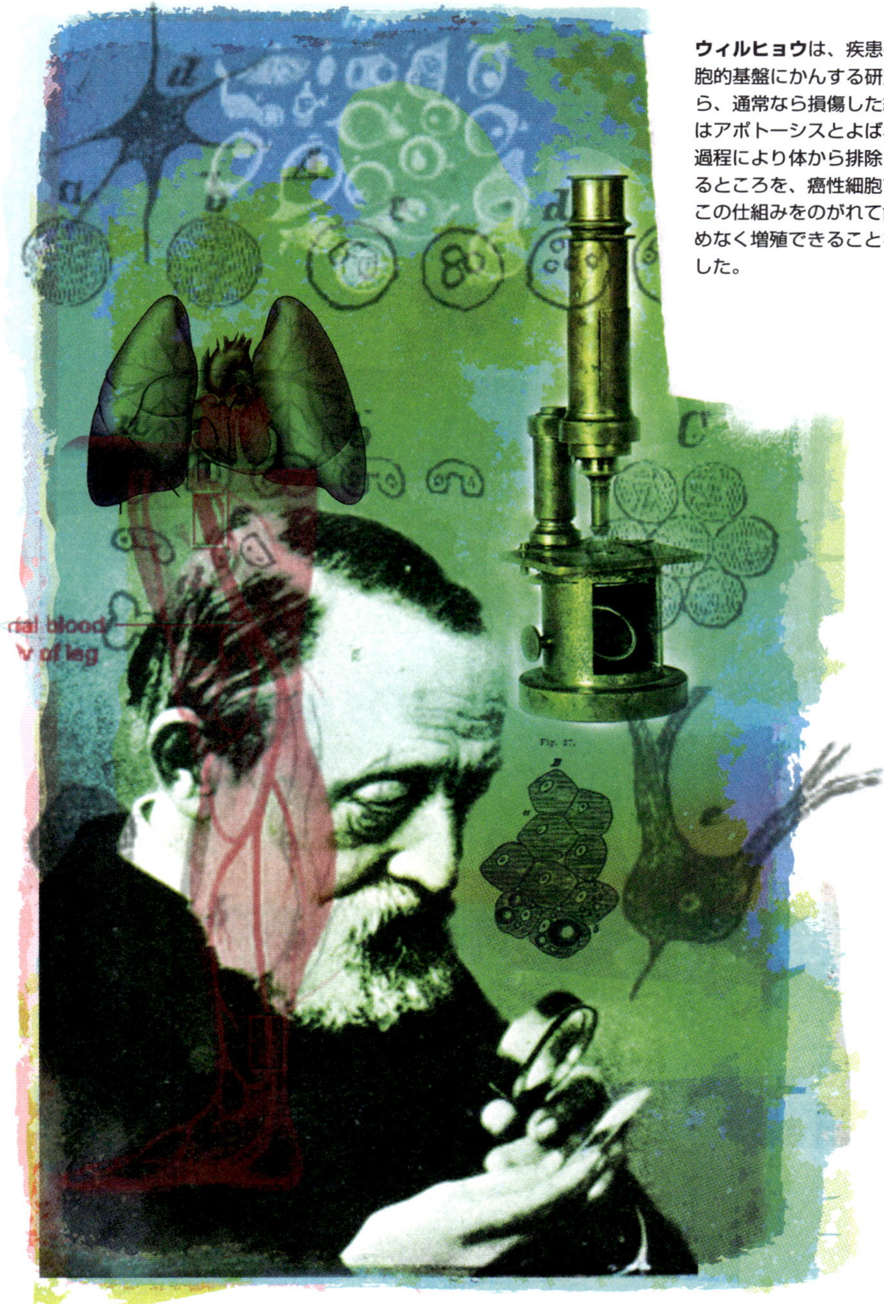

ウィルヒョウは、疾患の細胞的基盤にかんする研究から、通常なら損傷した細胞はアポトーシスとよばれる過程により体から排除されるところを、癌性細胞ではこの仕組みをのがれて歯止めなく増殖できることを示した。

ルイ・パストゥール
医学微生物学の父

Louis Pasteur

生年
1822年、ドール、フランス

没年
1895年、パリ、フランス

ルイ・パストゥールはおそらくその名を残すパスチャライゼーション（低温殺菌法）とワクチン接種の分野における先駆的研究によりもっともよく知られている。彼は沸騰した熱湯で医療器具を滅菌する方法もあみだし、これを1874年に提唱した。

パストゥールはエコール・ノルマル・シュペリウールに学び、そこで化学に対する関心を育んだ。のちに、ワインやビール産業とのかかわりで行った発酵にかんする研究を通じ、化学から生物学へと転向し、発酵が微生物によりひき起こされることを示した。

1860年代にパストゥールは実験を行い、生命がかつて一部で信じられていたように、自然発生により生じるのではないことを示した。中に汚染物が入るのを防ぐＳ字型あるいは「白鳥」のような首をもつ特殊なフラスコ内に滅菌した発酵スープを入れた。フラスコの首を折ると、空気中の微生物が入って増殖しはじめたため、すぐにスープは腐敗しはじめた。

このことからパストゥールはパスチャライゼーションを発展させた。これは短時間、適度な加熱を行うことで、一定の物質中の微生物を殺し、腐敗を防ぐというものである。これは汚染された牛乳を通じて結核や腸チフスが広がるのを防ぐのに役だった。彼は微生物学の研究を続け、動物、さらに人間の疾患の原因を調べ、人に疾患をひき起こすレンサ球菌（Streptococcus）とブドウ球菌（Staphylococcus）の重要な種を特定した。

1870年代後半、パストゥールはニワトリ・コレラ菌を用いて、エドワード・ジェンナーが創り出したワクチン接種の考え方を発展させた。菌は古くなると感染力のほとんどを失うが、それを注射するとその疾患に対し一定の防御力をもたらせることに彼は気づいた。1881年、彼は25匹のヒツジ、ウシ、ヤギの群れに粗製の炭疽ワクチンを注射し、対照となる群れにはワクチンを接種しないままにした。その後、全頭に炭疽を感染させた。ワクチンを接種した群れの動物は炭疽を発症しなかった。彼は次に狂犬病ワクチンの研究にとりかかり、ワクチンにより感染動物の唾液にさらされたモルモットとウサギの命を救えることを示した。

パストゥールはこの研究を人間に適用することに慎重であったが、1885年、狂犬病にかかった犬にかまれたヨーゼフ・マイスターという９歳の少年をワクチンにより治療した。少年は命をとりとめた。翌年、パストゥールは狂犬病に感染した2500人を超える人にワクチンを接種したが、狂犬病で死亡したのはそのうちのひとにぎりだけであった。

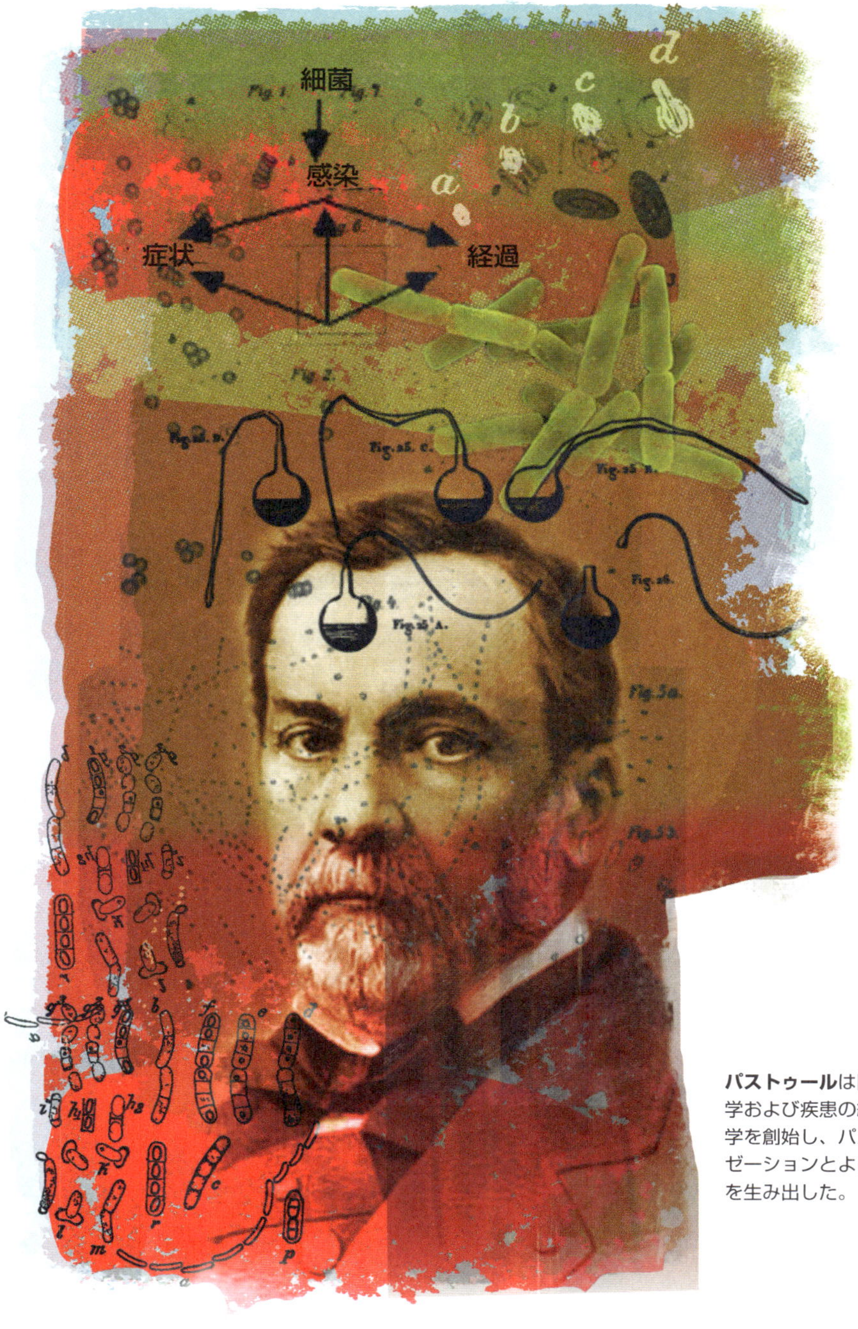

パストゥールは医学微生物学および疾患の細菌論の科学を創始し、パスチャライゼーションとよばれる方法を生み出した。

ロベルト・コッホ
細菌学の推進者

Robert Koch

生年
1843年、クラウスタール、ハノーファー（現ドイツ）

没年
1910年、バーデン＝バーデン、ドイツ

ルイ・パストゥールが築いた基礎を足がかりに、ロバート・コッホは細菌論を信頼性の高い科学として確立した。よく知られているように、1882年、コッホは感染症にかかわる多数の原則を提唱したが、これは現在でも感染症の原因を調べる際に用いられている。

ロベルト・コッホはドイツのゲッティンゲン大学で医学を学び、1866年に卒業した。感染力の非常に強いウシの疾患で、人にうつることもある炭疽にかんする研究から彼は細菌学への関心をいだきはじめた。1877年、コッホはこの疾患が炭疽菌（バチルス・アントラシス［Bacillus anthracis］）という微生物によりひき起こされることを発見した。そのなかで、炭疽菌が、熱や乾燥に耐性をもつ休眠態である胞子を形成し、土壌中で何年も生きのび、また空気中を運ばれて長い距離を移動できることに気づいた。一定の条件下で炭疽菌が胞子の形態からふたたび活性化する場合があることから、コッホは、これがこの病気の一見不可解な多くの大発生の根本的原因であると主張した。彼は感染したウシから炭疽菌を分離し、疾患をひき起こす能力をもつ細菌の培養を研究室で作り出した。これは医学微生物学の発展において重要な実験であった。

1882年、彼は結核の原因である結核菌、マイコバクテリウム・ツベルクロシス（Mycobacterium tuberculosis）の同定にいたった。コッホは、ツベルクリンとよばれるワクチンを開発することで、結核研究の足がかりにしようとした。これはそれほど成功しなかったが、実際に結核に曝露されたことがあるかどうかを判定する方法として現在も残っている。

コッホの『創傷感染症の病因について（The Aetiology of Traumatic Infectious Diseases)』は1878年に発表され、1882年には次のようなコッホの原則を定式化した。1、ある病気の全症例に原因となる微生物が見出されなければならない。2、その微生物の純培養を作ることができなければならない。3、その微生物を何世代も継代して育てた培養を実験動物に接種した場合に、その疾患を再現できなければならない。4、接種した動物からふたたび同じ微生物を分離できなければならない。

コッホは微生物学においてほかにもいくつか重要な技術的進歩をもたらしている。染料を用いて細菌のプレパラートを染色することで顕微鏡研究を行いやすくし、また細菌の培養に固体培地である寒天ゲルを使用し、それまでよく用いられていた液体培地よりよい成果を得た。1905年、コッホは結核にかんする研究によりノーベル賞を受賞した。

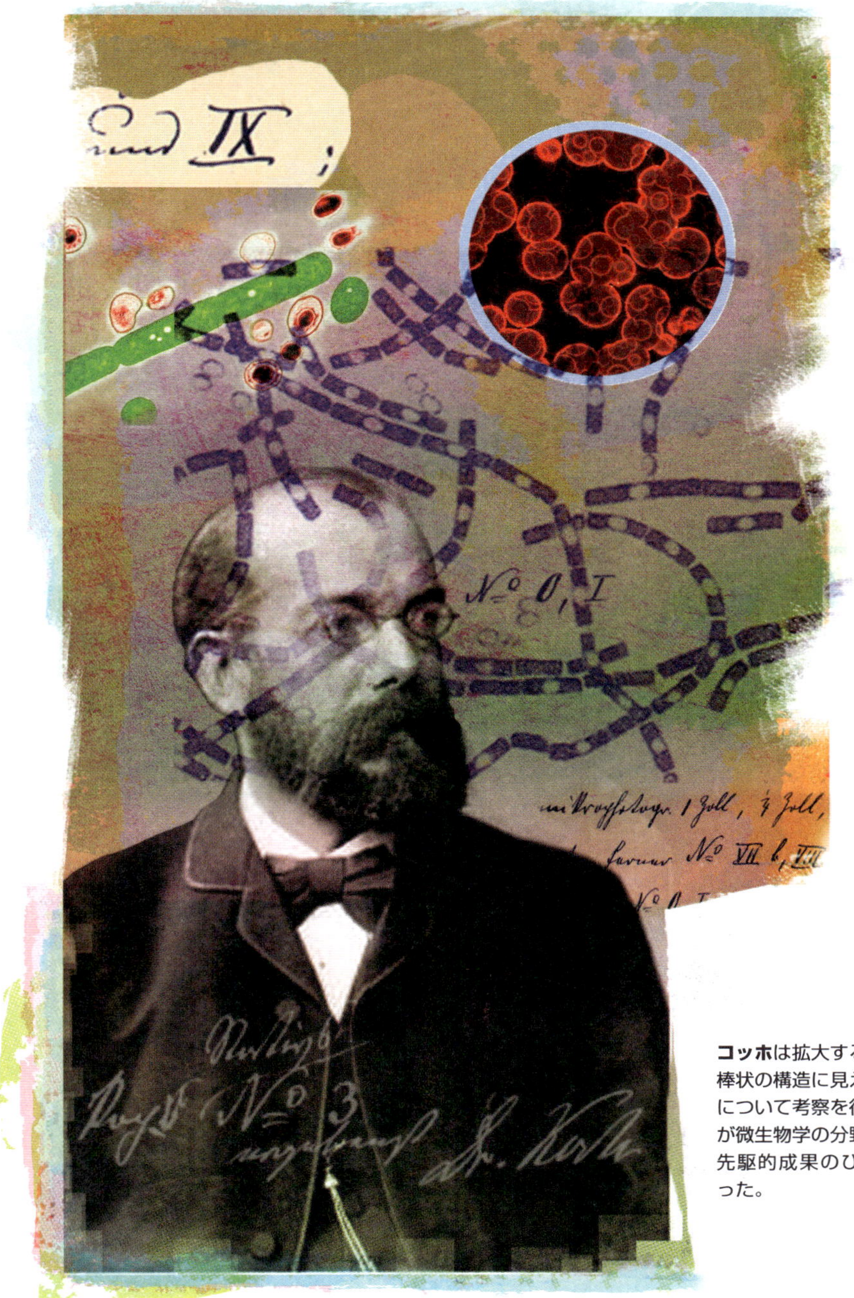

コッホは拡大すると小さな棒状の構造に見える炭疽菌について考察を行い、これが微生物学の分野における先駆的成果のひとつとなった。

ウィリアム・オスラー
医学教育の先駆者

William Osler

生年
1849年、オンタリオ州ボンドヘッド、カナダ

没年
1919年、オックスフォード、イギリス

その豊かな才能により、ウィリアム・オスラーはしばしば現代医学の父とみなされる。彼は患者が疾患と同様に重要であると考えた最初の医師であり、また科学的、臨床的に重要な研究を行い、多くの疾患や症状が彼の名にちなんで名づけられている。

オスラーはトロントで医学を学び、その後モントリオールのマギル大学に移り、1872年に卒業した。その後ヨーロッパのさまざまな医学研究所を視察してまわった後にマギル大学の教授となった。彼についてなによりも知られているのはおそらく、世界的に有名な医学研究所であり、みずからその創立時の教授となったジョンズ・ホプキンズ大学との長いかかわりであろう。

医師の教育に対するオスラーの方法は、その職務を共感的かつ科学的に行う者に育てることを目的としていた。彼は学生に患者について多くの「実地」経験を積み、患者を観察し、コミュニケーションをとる方法を学ぶよう力説した。1892年に出版された著作『内科学の原理と実践（Theory and Practices of Medicine)』は古典となり、20版を重ねている（2001年に最新版が出版されている)。

ジョンズ・ホプキンズ大学で15年をすごした後、オスラーはイギリスに渡り、オックスフォード大学の欽定講座医学担当教授となった。彼は前臨床課程を拡充し、学生が科学の基礎をしっかり身につけられるようにした。彼はイギリス内科医協会を創設し、『クォータリー・ジャーナル・オヴ・メディシン（Quarterly Journal of Medicine)』を創刊した。また長きにわたる歴史、文学、古典への関心により多くの時間をあてることができた。オスラーは1911年にジョージ５世の即位式で医学に対する貢献をたたえられ、准男爵となった。

オスラーは血小板をはじめて研究した医師であり、1873年にこれについて記載した。20世紀初期に発見された三つの疾患が彼の名にちなんで名づけられている。オスラー・ランデュー・ウェーバー病（血管の疾患)、ヴァケー・オスラー病（血液疾患)、オスラー結節（心臓を包む膜の感染症）である。また不自然な高血圧値であるオスラー徴候など、多くの徴候や症状にも彼の名前がついている。

オスラーと彼の妻は1919年のインフルエンザの世界的大流行で死去した。『ランセット』誌は訃報欄で彼について「医学界で最高の人格者」と評した。

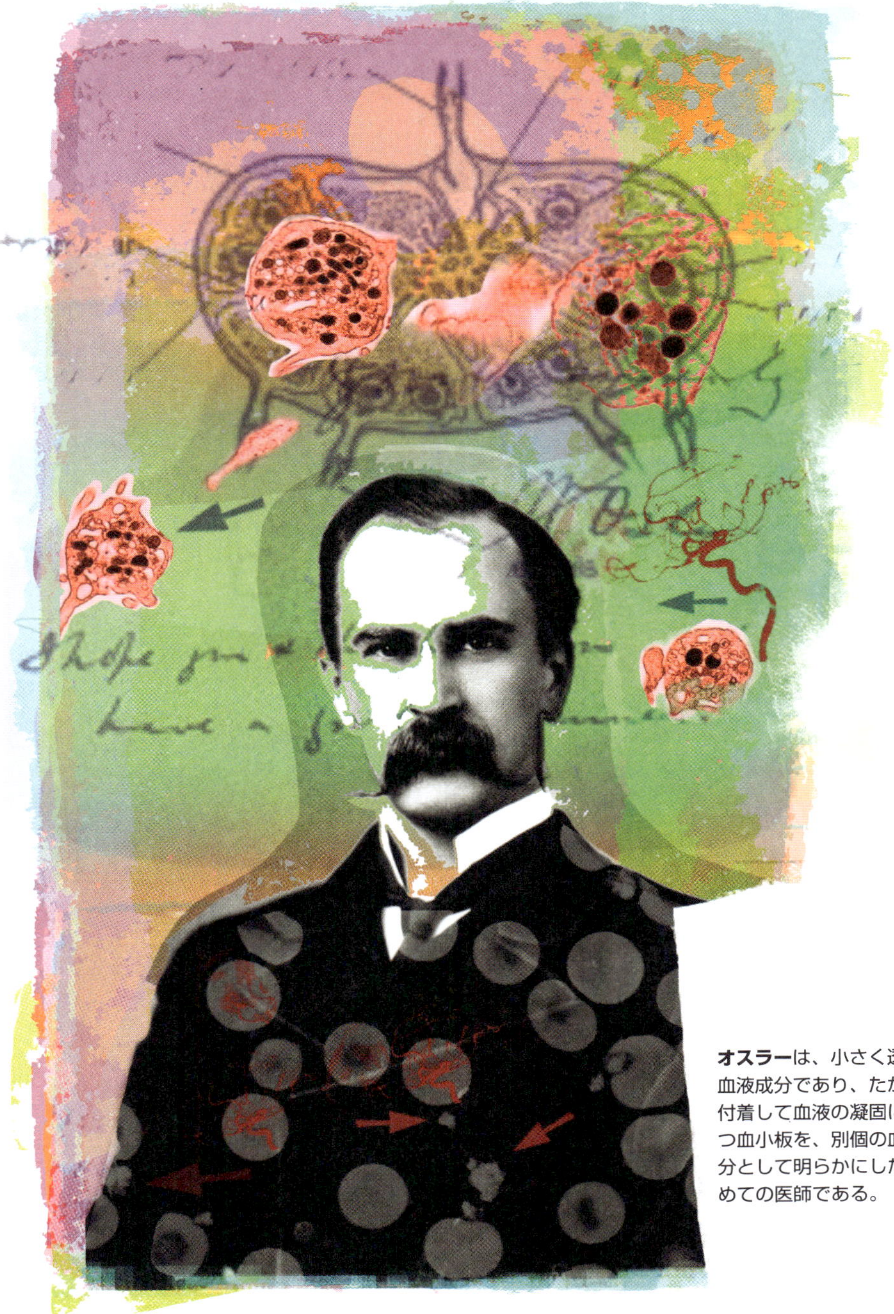

オスラーは、小さく透明な血液成分であり、たがいに付着して血液の凝固に役だつ血小板を、別個の血液成分として明らかにしたはじめての医師である。

フレデリック・バンティング
Frederick Banting
インスリンの発見者

生年
1891年、オンタリオ州アリストン、カナダ

没年
1941年、ニューファンドランド州ニューファンドランド、カナダ

1923年、フレデリック・バンティングは糖尿病の分野での画期的研究によりノーベル賞を受賞した。彼は、医学生のチャールズ・ベストとともに、糖尿病治療のためにインスリンを抽出する方法を発見した。当時、糖尿病は治療法や治療薬のない致死的疾患であった。現在、非常に多くの人が彼の先駆的研究によりその命を救われている。

糖尿病はよくみられる慢性疾患のひとつであり、失明、心臓疾患、脚の血行不良などの合併症を生じる高いリスクをもつ。1型糖尿病では、膵臓がホルモンであるインスリンを産生しない。2型糖尿病では、体がインスリンに耐性を示すため、インスリンを利用することができない。膵臓は食事後にインスリンを産生し、食物による過剰なグルコースを肝臓に蓄えるのを助ける。インスリンがないと血糖値が高いままとなり、これが長期的に心臓や体のほかの部分に損傷をあたえる。

オンタリオ州のロンドンで整形外科医をしていたフレデリック・バンティングは糖尿病患者の窮状に長らく関心をもっていた。基礎的原因はすでに大半が判明していた。インスリンの不足である。このホルモンはすでに命名されており、膵臓でランゲルハンス島とよばれる一群の細胞で作られることがわかっていた。困難だったのは、患者に投与できる形でインスリンを抽出することであった。というのもインスリンは、分離、精製する前に膵臓の酵素によって壊されることが多かったからである。

1920年、バンティングは膵管を外科的にしばり、酵素が作用しないようにしてインスリンの含有量を保つアイディアを思いついた。ベストとともに1921年5月に10匹のイヌで実験をはじめ、8月にはランゲルハンス島から若干量のインスリンを得た。そのインスリンを血糖値が異常に高いイヌに投与すると、値が正常化することがわかった。のちに、化学者ジェームズ・バートラム・コリップの助力によって、彼らはインスリンの精製に成功し、まもなくヒトを対象とした臨床試験をはじめるだけの量が得られた。

医学界はこの研究の重要性をすぐに認め、バンティングとJ・J・R・マクラウドはノーベル医学生理学賞を受賞した。長年にわたりインスリンはブタの膵臓から抽出されていたが、現在では治療用のヒトインスリンを遺伝子工学により生産することができる。

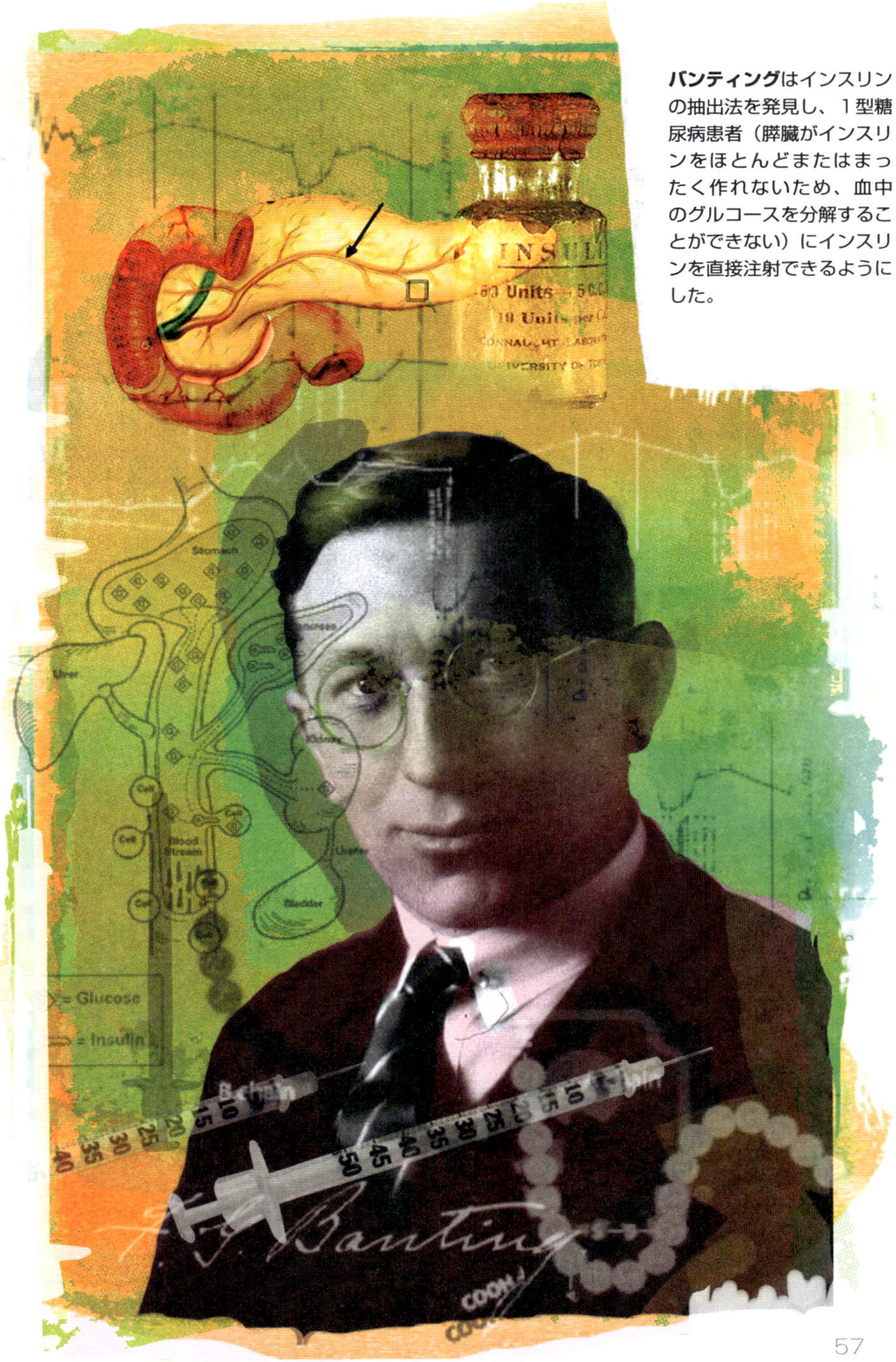

バンティングはインスリンの抽出法を発見し、１型糖尿病患者（膵臓がインスリンをほとんどまたはまったく作れないため、血中のグルコースを分解することができない）にインスリンを直接注射できるようにした。

オースティン・ブラッドフォード・ヒル
Austin Bradford Hill

医療統計学の第一人者

生年
1897年、ロンドン、イギリス

没年
1991年、ウィンダミア、イギリス

疫学に統計学を応用する専門家であったオースティン・ブラッドフォード・ヒルは喫煙と肺癌にかんする大規模な前向き研究［将来的疾病についての調査］を行った。1900年から1930年の間に生まれた3万4000名以上のイギリスの医師を対象に、彼のチームは喫煙と肺癌のあいだの確実な関連性を立証した。

ヒルは、ロンドン病院の生理学教授で、ロイヤル・ソサエティのフェローであったサー・レナード・アースキン・ヒルの三男であり、早くから医学を学びたいという意欲をもっていた。彼は第1次世界大戦でパイロットとして従軍したが、結核に感染し、傷病兵として免役された。1923年にヒルはロンドン北部のイギリス国立医学研究所の統計班にくわわった。その後ロンドン大学公衆衛生学・熱帯医学大学院に移り、恩師でもあった医療統計学者のメジャー・グリーンウッドと一緒になった。彼は1947年にグリーンウッドの後任として同大学院の医療統計学教授となった。

1948年、医療審議会（MRC）は結核患者の治療用に少量の抗生物質ストレプトマイシンの提供を受けた。この新薬は広く分配できるだけの量がなかったため、ヒルは唯一の倫理的方法は臨床試験を行うことであると宣言し、一群にストレプトマイシンを投与し、もう一群に標準治療を行った。これはヒトを被験者とした最初の無作為割付比較対照試験であり、以後の臨床研究のモデルとなった。彼はその後1937年に重要な教科書、『医療統計学の原則（Principles of Medical Statistics)』を出版し、同書は彼の生涯で11版を重ねた。

1948年、ヒルと同僚のリチャード・ドール（当時はMRCの若手医師であり、のちにオックスフォード大学医学部教授となる）はロンドンの20カ所の病院の患者の調査を行った。1950年に発表された彼らの症例対照研究は喫煙を肺癌の原因として立証した。医学界がこの結果を若干の懐疑をもって迎えたため、ヒルとドールは3万4000名の医師を対象としたはるかに大規模な研究を行うことにし、これにより先の結論が確認された。

ドールは医師を対象としたこの研究を継続し、開始から50年後、1900年から1930年の間に生まれ、喫煙を続けた医師は、喫煙に関連する疾患により、余命が平均して10年短くなることを示すことができた。

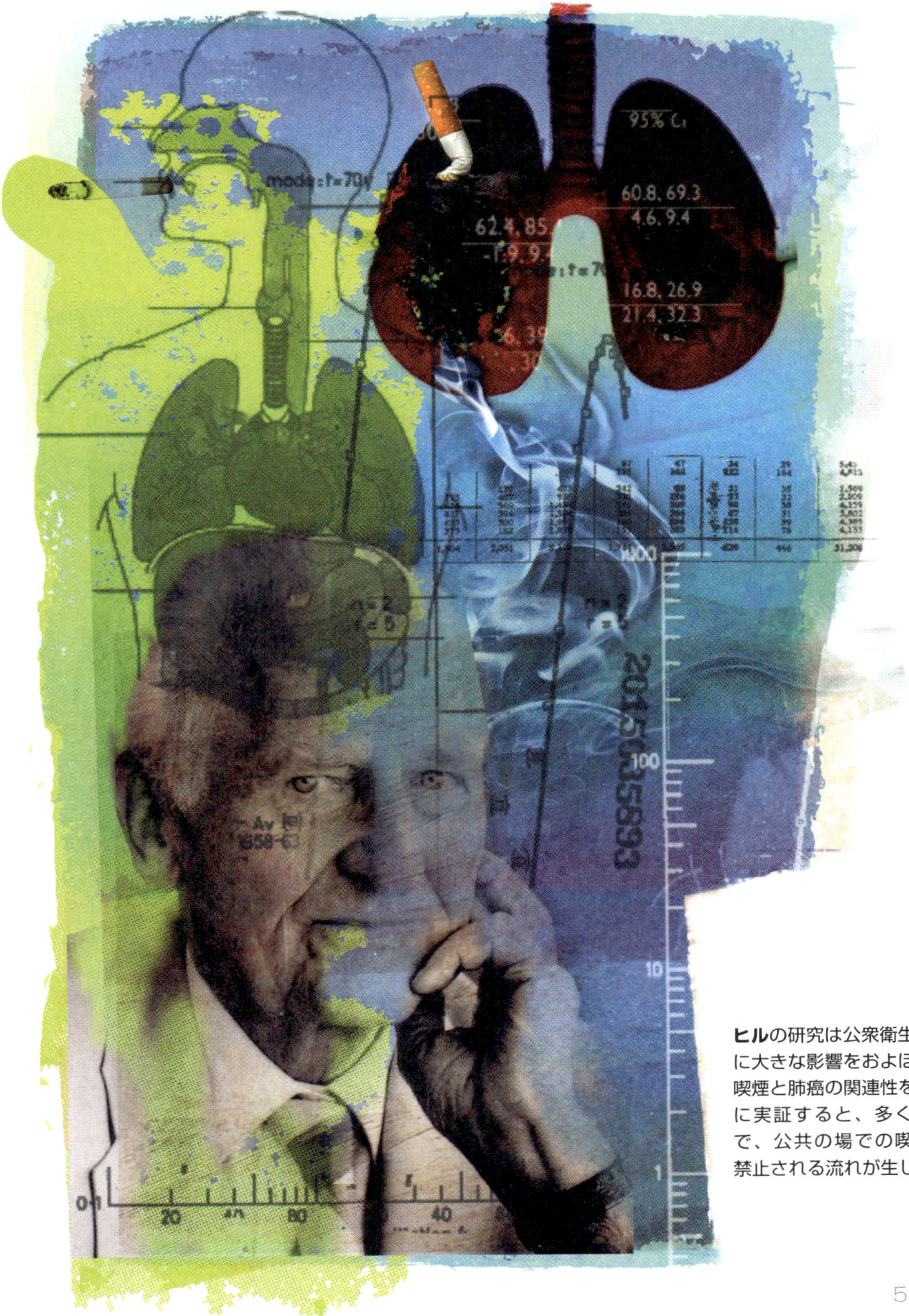

ヒルの研究は公衆衛生政策に大きな影響をおよぼし、喫煙と肺癌の関連性を明確に実証すると、多くの国で、公共の場での喫煙が禁止される流れが生じた。

リュック・モンタニエ
HIVの発見者

Luc Montagnier

1982年、研究者リュック・モンタニエはパリのビシャ病院の医師たちに依頼され、AIDSの流行について研究を行った。1983年5月、彼はAIDSの原因であると考えたウイルスの発見について報告した。その後、続けてHIVがどのように人に感染するかを理解するうえできわめて貴重なものとなるほかの発見を行い、その過程で多くの人命を救うことになった。

AIDS（後天性免疫不全症候群）について医学界がはじめて気づいたのは、1981年、わずか1年のあいだに、ニューヨークの若い同性愛男性のあいだでまれな皮膚癌であるカポジ肉腫（KS）が8例認められたときのことであった。同じ時期、ロサンゼルスとニューヨークで、ニューモシスチスカリニ肺炎（PCP）とよばれるまれな肺の感染症の症例が急激に増加した。KSもPCPも、体を感染から守る免疫系が重度に低下した場合に生じるものであるため、この新しい疾患は免疫力を低下させると考えられた。1982年8月、医師たちはこの疾患をAIDSとよびはじめ、1983年にはこの疾患は世界中で見つかりはじめた。

モンタニエはポワティエ大学で科学を学び、パリ大学で医学の学位を得た。1974年、フランス国立科学研究センターの主任研究員となり、1985年にパストゥール研究所に移った。1983年5月、ビシャ病院に勤めている頃に、モンタニエは、彼がおそらくAIDSの原因であると考えたリンパ節症関連ウイルス（LAV）の発見を報告した。彼のチームはさらなる研究のために、ウイルスのサンプルをアメリカの疾病予防管理センター（CDC）に送った。1年後、ロバート・ギャロが、やはりAIDSの原因であると主張するHTLV-III（ヒトT細胞白血病／リンパ腫ウイルス）とよぶウイルスの発見を発表した。

ギャロのHTLV-IIIが、モンタニエがアメリカに送ったLAVのサンプルから得られたものかどうかについて議論が起こった。ギャロがHIV（ヒト免疫不全ウイルスとして知られるようになった）を独自に発見したのか、あるいはモンタニエのLAVサンプル中のウイルスを「再発見した」のかは不明であった。最終的に、モンタニエとギャロはLAVとHTLV-IIIが同じウイルスであることに同意した。のちに、研究者はHIVのゲノムの配列を決定し、これが感染を阻止する薬剤開発の出発点となった。

生年
1932年、シャブリ、フランス

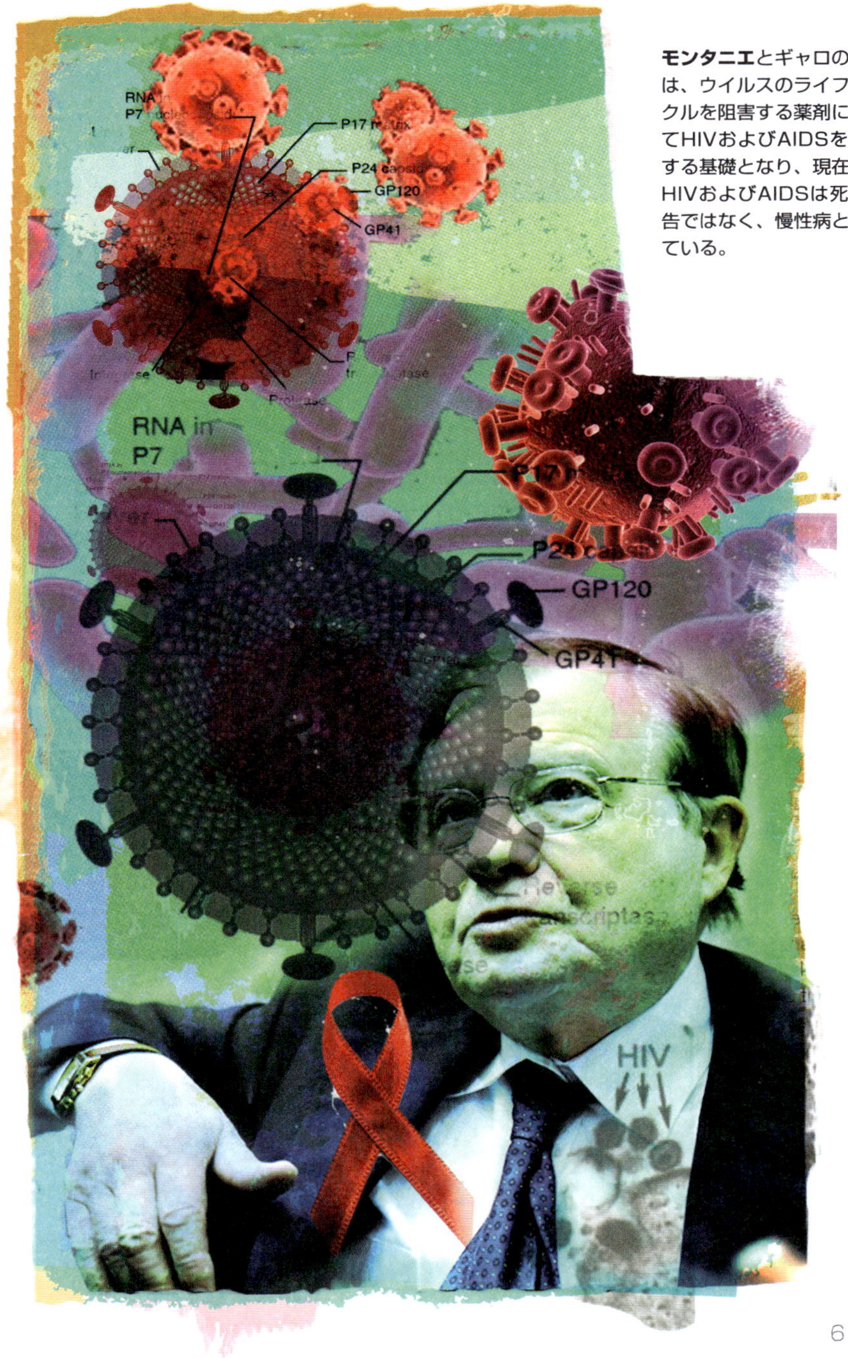

モンタニエとギャロの研究は、ウイルスのライフサイクルを阻害する薬剤によってHIVおよびAIDSを治療する基礎となり、現在ではHIVおよびAIDSは死の宣告ではなく、慢性病となっている。

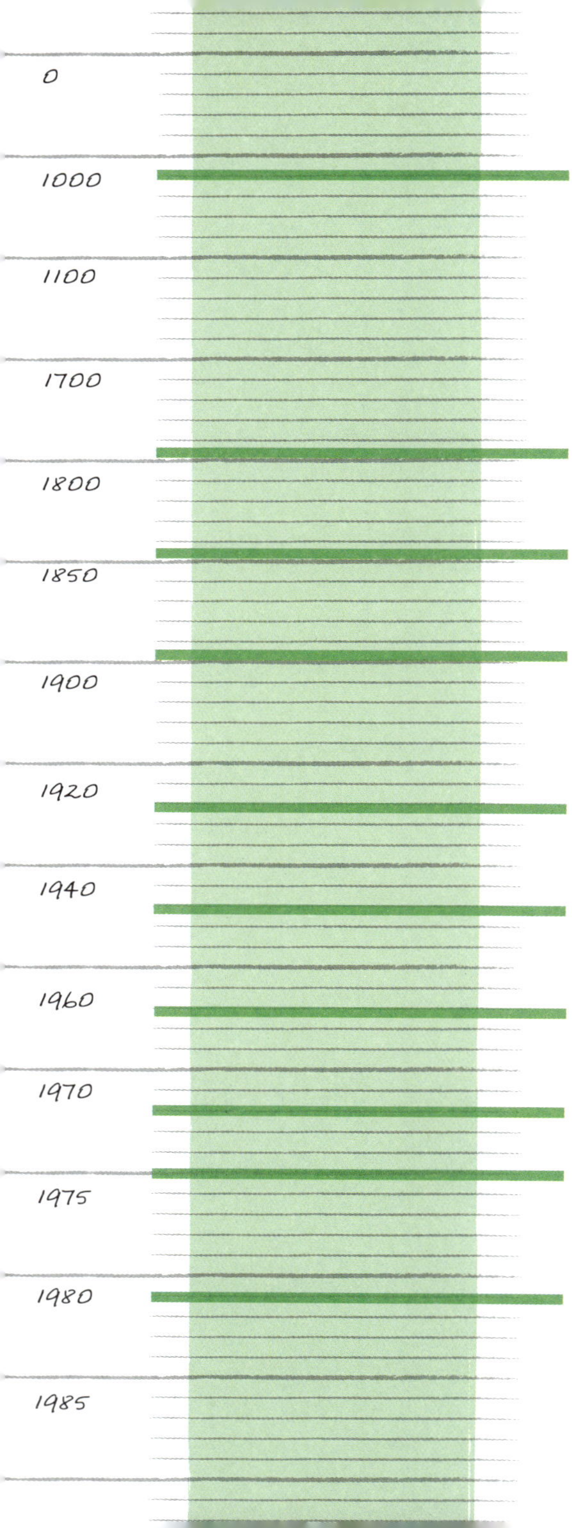

アヴィケンナ『医学典範』（1025年）

ウィリアム・ウィザリング『キツネノテブクロとその医学的利用のいくつかの話』（1785年）

W・T・G・モートン『吸入による硫酸エーテル（ジエチルエーテル）の適切な投与法に関する所見』（1847年）

フェリックス・ホフマン、アスピリンを発明（1897年）

アレグザンダー・フレミング『ペニシリウム培養液の抗菌作用について——とくにインフルエンザ菌の分離における使用に関連して』（1929年）

フィリップ・S・ヘンチ、コルチゾンを発明（1948年）

ジェームズ・ブラック、プロプラノロールを開発（1964年）

アーチー・コクラン『効果と効率——保健と医療の疫学』（1972年）

シシリー・ソンダース『末期患者とその家族のケア』（1975年）

カール・ジェラッシ『避妊の政治学』（1981年）

第 3 章
薬理学

　薬理学の分野では過去数世紀にわたって大きな進歩が生じ、18世紀なかばのジギタリスの出現以降、多様な薬剤が登場してきた。たとえば特定の疾患の症状の治療に使われるペニシリンや β 遮断薬、予防薬として投与される避妊薬など、医薬品はわたしたちの生活に大きな影響をあたえている。

流行《エピデミック》と汎流行《パンデミック》

人類の歴史の流れは多くの流行病に特徴づけられ、変えられてきた。もっとも顕著なもののひとつが黒死病（1347–1351年頃）で、このときペストによりヨーロッパで全人口の３分の１から半数の命が奪われた。

古代ギリシアの歴史家トゥキュディデスの著作に流行病《エピデミック》についての最初期の記述がみられ、前430年からアテナイに謎の病気がひろがったことが記されている。この病気はアフリカからはじまり、ペルシアをへてギリシアまで蔓延し、アテナイの軍隊の４分の１が死亡して同都市の軍事的野心がくじかれ、また多くの市民の命が奪われた。

流行の拡大においては、軍隊などの集団の動きが、とくに免疫をもたない国家では重要な役割を果たす。15世紀には、南北アメリカ大陸を征服したヨーロッパ人が天然痘などの西洋の流行病を現地の集団にもたらした。これらの流行では数百万人が死亡し、侵略に対する原住民の抵抗の弱体化に一定の役割を果たしたはずである。

1918～1919年のインフルエンザの汎流行《パンデミック》では2000～4000万人が死亡したが、これは第１次世界大戦の戦没者数を上まわる数である。世界人口の５分の１が罹患し、アメリカ人の平均余命はその後10年にわたって低下した。規模は小さいがインフルエンザの汎流行は1957年と1968年にも起こっている。

インフルエンザはトリの病気であり、原因ウイルスが突然変異を起こしてヒトにも感染するようになる。インフルエンザの大発生は毎年起こり、原因ウイルスの遺伝子の構成はその年ごとにわずかに異なる。鳥インフルエンザのH5N1株は2003年および2004年に東南アジアで発見された。罹患した群れのなかには全羽が死亡したケースもある。このインフルエンザは、ヒトとニワトリが密接に接触する場所ではとくにヒトへの伝染性をもつ。H5N1株のインフル

「史上はじめて、わたしたちは汎流行の進化をリアルタイムで追跡することができる」

マーガレット・チャン博士

エンザでは、報告されている385例中243例が死亡しており、インフルエンザとしては非常に致死性の高いものとなっている。鳥インフルエンザH5N1株は汎流行が生じる条件のふたつをすでに満たしている。それまでに知られていない株であるために自然免疫がないこと、また人畜共通感染症（ほかの種、この場合はトリからヒトに感染する疾患）であることである。汎流行の３番目の基準は、疾患の伝染がヒトのあいだでも容易に生じることだが、これはまだ満たされていない。しかし、インフルエンザの突然変異速度はきわめて速く、H5N1株が突然変異により汎流行をひき起こすほどの感染性を獲得するのは時間の問題にすぎないと考えられる。

このため、世界保健機関（WHO）は、感染の大発生が汎流行、できれば流行レベルに拡大する前に手をうって抑えこめるよう、集中的監視を調整している。各国政府は抗インフルエンザ薬やプレパンデミックワクチンの供給量を増やしているが、汎流行株が出現してからその株に対処できるワクチンを製造するまでには４～６カ月の遅れが生じる。

過去に軍隊が新しい国に進軍していくことで病気を広めたように、現在のわたしたちのライフスタイルも汎流行病の発生率を高めるおそれがある。海外旅行の増加、人と動物間の接触の増大、地球温暖化は汎流行のリスクにかかわる重要な要因である。

アヴィケンナ
イスラム世界の名医

Avicenna

アヴィケンナは、ガレノスの研究、イスラム医学、アリストテレス哲学、また若干のインド伝統医学の思想など、東洋と西洋の知識を統合したことで有名な医学体系を作り上げた。

アヴィケンナはイブン・スィーナーのヨーロッパ名で、数学、哲学、医学の知識が開花したいわゆるイスラム黄金時代（700–1200年頃）の人物である。アヴィケンナは神童であり、幼少期に数学、科学、哲学を習得し、16歳にして医学を学びはじめた。18歳ですでに医師として診療を行い、サーマーン朝の統治者ヌーフ・イブン・マンスールに仕えると、マンスールはアヴィケンナに知識を深めるために王室の図書館を使うことを許した。父の死後、アヴィケンナは広く旅をし、ときおり地方の指導者や君主の下で高官をつとめた。並行して教育と執筆で忙しくすごした。

アヴィケンナは著作家として多作であり、医学について約40の著作を執筆したとされる。そのなかでも著名なものが14冊からなる『医学典範』であり、これは12世紀にクレモナのジェラルドによりラテン語に翻訳され、のちにヨーロッパに紹介された。『医学典範』は別個の５巻からなり、100万語におよんで、概論、薬理学、器官に特有の疾患、発熱などの非特異的疾患、治療薬の調合法について記載した。薬理学の研究では760種類の薬剤をあげ、その有効性について論評している。

百科全書的内容と系統だった構成により、同書は成長しつつある医師の職業に対する重要性においてまもなくガレノスやアル・ラーズィーの著作にとって代わり、18世紀にいたるまで重要書籍として用いられた。『医学典範』はヨーロッパで廃れた後もイスラム世界では長らく医学の教科書として使われ、インドとパキスタンの一部の医学校では今なお高く評価されている。

アヴィケンナは、リスク因子、健康における食事、天候、環境の重要性、臨床試験、伝染、検疫、実験医学など、現在でもなじみのある多くの医学的概念を導入した。また人間の眼の解剖学的構造や、白内障などの眼の疾患についてもはじめて記述している。

生年
980年、アフシャナ、サーマーン朝（現ウズベキスタン）

没年
1037年、ハマダーン、ペルシア（現イラン）

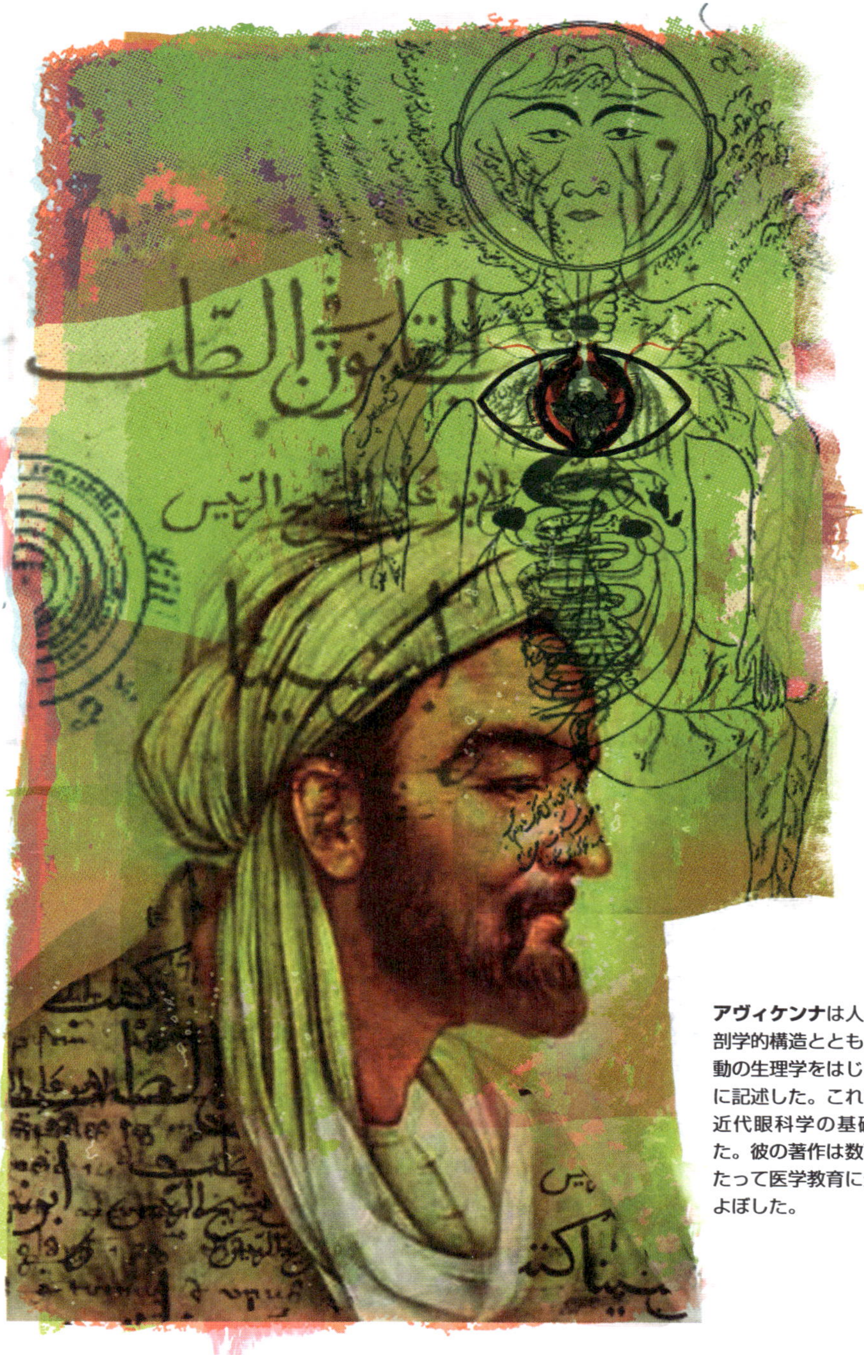

アヴィケンナは人の眼の解剖学的構造とともに眼球運動の生理学をはじめて正確に記述した。これはやがて近代眼科学の基礎となった。彼の著作は数百年にわたって医学教育に影響をおよぼした。

ウィリアム・ウィザリング
近代薬理学の父

William Withering

生年
1741年、ウェリントン、イギリス

没年
1799年、スパークブルック、イギリス

ウィザリングは、キツネノテブクロから抽出された薬剤ジギタリスの研究を通じ、薬剤の発見および開発のための科学的枠組みをはじめて創り出した。現在、全医薬品の約半数が植物性の原料由来であり、また薬剤の投与量、有効性、毒性を調べる原則はウィザリングが用いたものと大枠で同じである。

薬種屋の息子であったウィザリングは医師の家系出身であり、エディンバラで医学を学び、1766年に卒業した。彼はスタフォードで開業し、のちにバーミンガムに移った。貧しい患者を無料で診察したが、同時に自由診療で大きな利益も上げた。

ウィザリングはバーミンガムのルナー・ソサエティに参加し、そこですぐれた化学者ジョーゼフ・プリーストリーをはじめ、有力な科学者たちと知りあった。彼は化学に興味をもち、さまざまな鉱泉水のミネラル含有量を分析する研究や、硫酸塩の有無を調べる標準的検査法をあみだす研究を行った。

ウィザリングのもっとも重要な遺産は薬剤の分野にあった。彼はシュロプシャーの女性が水症の治療に使った、キツネノテブクロをふくむ薬草湯について耳にし、そのさまざまな成分について研究を行った。キツネノテブクロ（ジギタリス・プルプレア［Digitalis purpurea］）は医学において長い歴史をもっているが、その特性を調べるにあたり、はじめて科学的手法を用いたのがウィザリングであった。彼はキツネノテブクロの葉と煎じ液の乾燥製剤により研究を行い、投与量を従来使われていた調合薬より正確にすることができた。彼の有名な研究、『キツネノテブクロとその医学的利用のいくつかの話（An Account of the Foxglove and some of its Medicinal Uses）』は10年間の研究および163の症例を要約したものである。この著作で、ウィザリングはキツネノテブクロの有効成分であるジギタリスがいかなる水症の症例でも有効なわけではないこと、また毒性作用が生じうることについて警告している。

ジギタリスは一種の万能薬となり、19世紀を通じて非常に広範に処方された。現代の研究から、同薬が、心不全の治療に注意をもって使用することのできる化合物である強心配糖体であることが示されている。ジギタリスは現在でも処方されることがあるが、より毒性の低い薬剤にとって代わられている。

ウィザリングはキツネノテブクロの有効成分であるジギタリスについて研究を行い、医学的にジギタリスを作り出すことで近代薬理学の基礎を築いた。

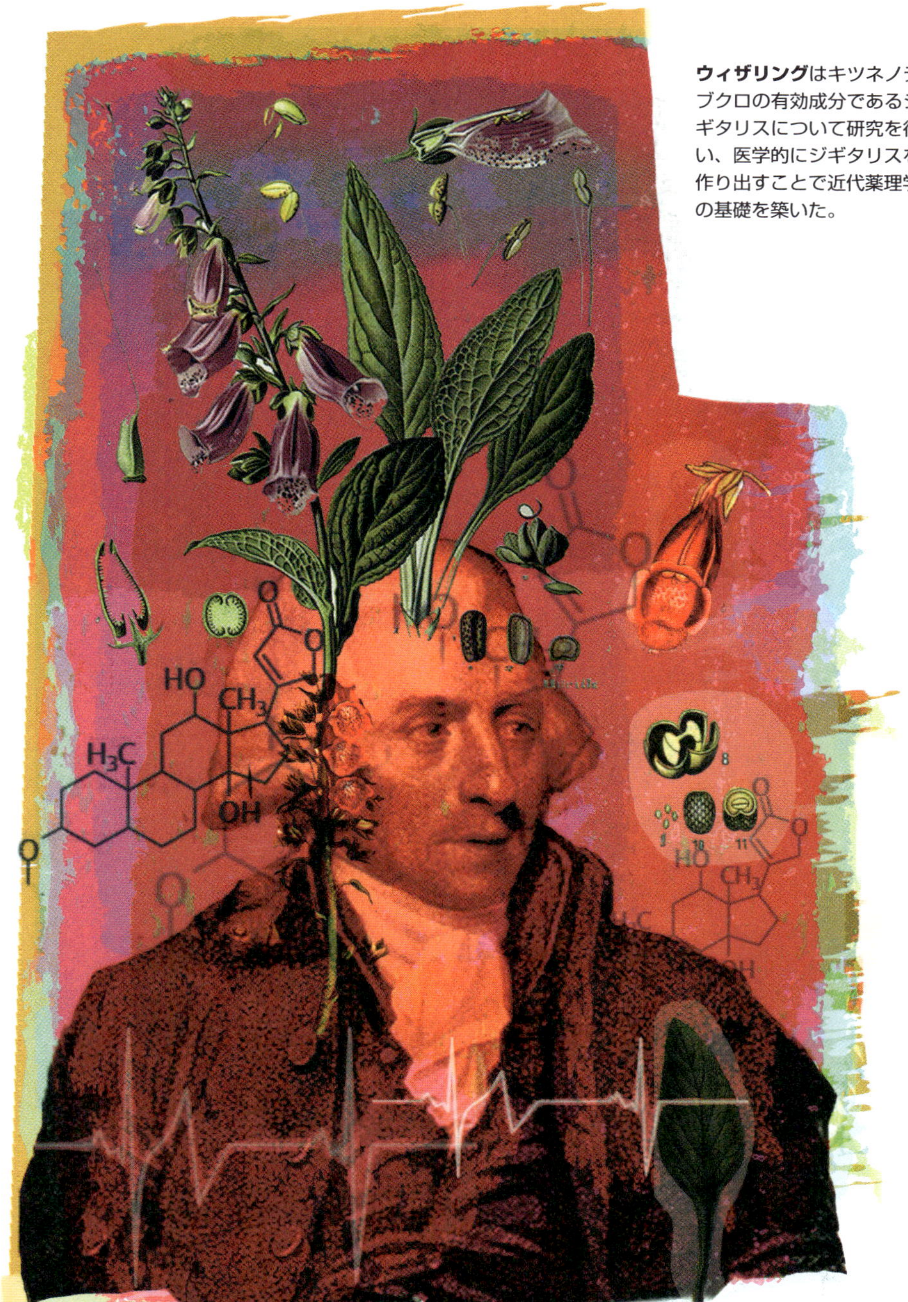

ウィリアム・T・G・モートン
William T. G. Morton

麻酔薬の創始者

生年
1819年、マサチューセッツ州チャールトン、アメリカ

没年
1868年、ニューヨーク州ニューヨーク市、アメリカ

1846年10月16日、若い印刷工ギルバート・アボットは、手術の際に全身麻酔を受けた最初の人となった。ウィリアム・モートンを麻酔医として、外科医ジョン・ウォーレンは25分間の手術を行い、アボットの顎から腫瘍を切除した。急きょ考案したガラス製の吸入器を用い、揮発性のジエチルエーテルをしみこませた海綿から出る蒸気を投与するという、疼痛緩和の問題の解決におけるモートンの研究はほかの追随をゆるさないものであった。

モートンはボルティモア歯科医学校で学び、ホーレス・ウェルズとともに開業した。当時、コントロール可能な疼痛緩和法がないことが外科的手法の発展の大きな障壁となっていた。アヘンとアルコールは理想的なものではなかった。それ以外には、疼痛緩和を行わずに手術を行う方法があったが、これは非人道的であり、外科医はできるだけ速く手術を行わなければならなかった。

麻酔を最初に試みたのは、イギリスで研究していたトマス・ベドーズと化学者ハンフリー・デーヴィであった。デーヴィは、亜酸化窒素を吸入することで自分の生えかけの智歯の痛みがやわらぎ、目がまわるような感覚が生じるようすについて書き記した。1844年、ウェルズは抜歯に亜酸化窒素を用いはじめ、翌年、モートンとともに小手術について試してみた。亜酸化窒素は十分な疼痛緩和をもたらさなかったため、理想的な麻酔薬ではないことが判明し、ウェルズはその取り組みを嘲笑された。

その一方で、モートンは全身麻酔薬としての吸入ジエチルエーテルの実験をはじめた。局所麻酔では感覚消失が生じるだけだが、全身麻酔は意識消失をもたらす。モートンはジエチルエーテルを抜歯に用いはじめ、アボットの手術で使ってみるようジョン・ウォーレンを説得した。

モートンの新たな手法の知らせはアメリカ中、さらにヨーロッパに広まった。彼はジエチルエーテルの投与に用いたガラス製吸入器の製造をはじめたが、特許を取得しようとしたため、その手順の詳細を明らかにしようとしなかった。その後モートンとウェルズのあいだで麻酔薬の発明者がだれであるかをめぐって争いが起こった。歯科診療がうまくいかなくなって、モートンは歯科医を辞めざるをえなくなり、1850年に農業をはじめた。その間も特許の問題はまったく解決しなかった。

1847年にイギリスのジェームズ・シンプソンが麻酔にクロロフォルムを導入すると、すぐにジエチルエーテルにとって代わった。クロロフォルムは20世紀まで広く使用された。その後、化学工業はより安全で不燃性の麻酔薬を製造できるようになった。

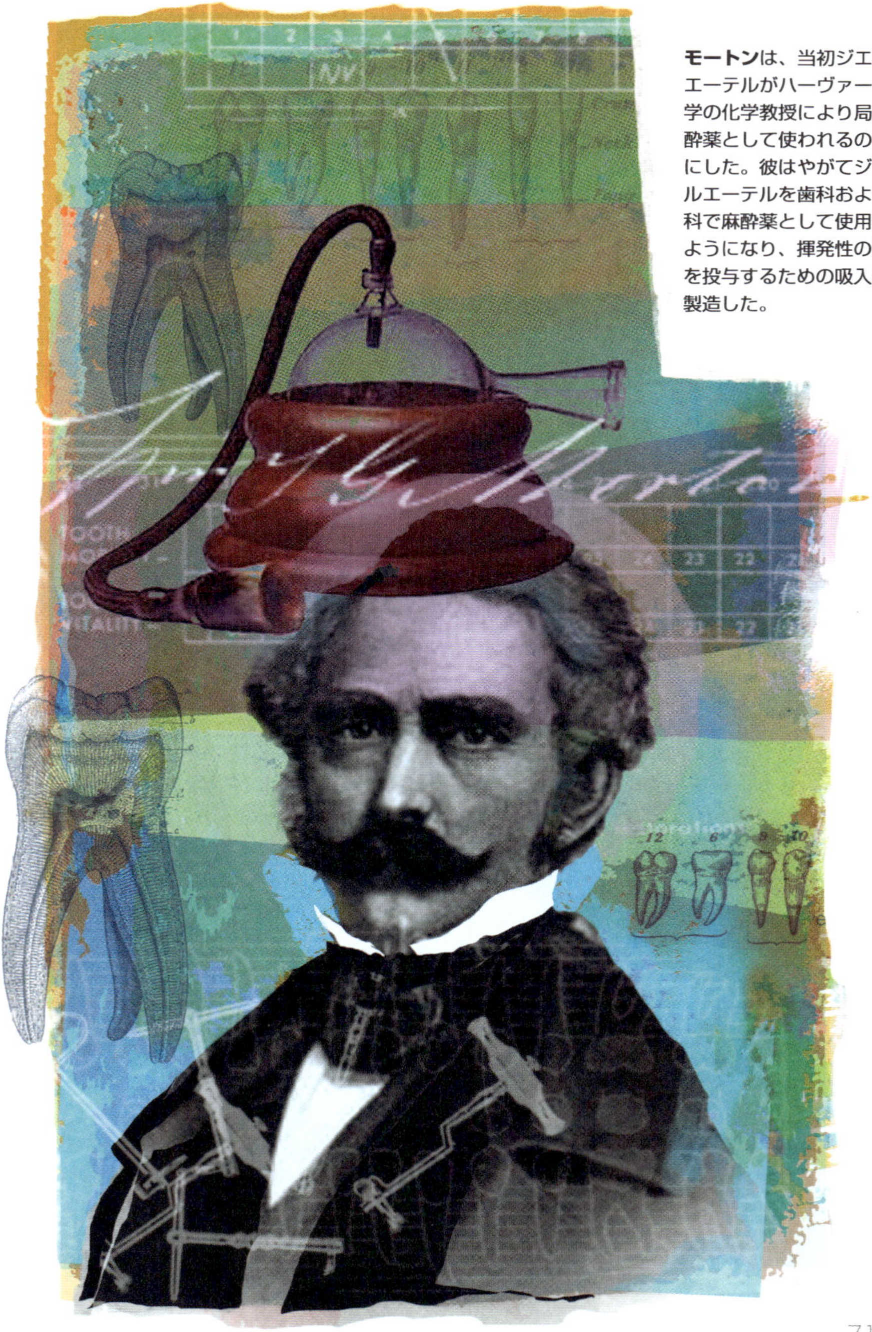

モートンは、当初ジエチルエーテルがハーヴァード大学の化学教授により局所麻酔薬として使われるのを目にした。彼はやがてジエチルエーテルを歯科および外科で麻酔薬として使用するようになり、揮発性の液体を投与するための吸入器を製造した。

フェリックス・ホフマン
アスピリンの発明者

Felix Hoffmann

生年
1868年、ルートヴィヒスブルク、ドイツ

没年
1946年、スイス

ドイツの薬理学者フェリックス・ホフマンは、知られるかぎり最初の非ステロイド性抗炎症薬（NSAID）であるアスピリンの発明者である。1899年にガラス瓶入りの粉末として発売されたこの新薬は、その鎮痛、解熱作用により歓迎された。

ホフマンはミュンヘン大学で化学と薬学を学び、1893年に博士号を得た。翌年、彼はエルバーフェルトにあったバイエル社の新しい医薬品研究部門に勤めはじめた。当時は医薬品化学の草創期であり、安全性や有効性を高めるために薬物の候補分子の化学的修飾が行われていた。その手法のひとつがアセチル化とよばれる化学反応を利用するものであり、これは、解熱薬でバイエル社の初期の製品であるフェナセチンの開発で成功していた。

サリチル酸はヤナギの樹皮の有効成分であり、19世紀にはリウマチ熱、痛風、関節炎の治療に広く使われていたが、苦味があり、重い胃痛をひき起こすことがあった。サリチル酸の化学構造は1859年にドイツの化学者ヘルマン・コルベにより決定され、1874年にはドレスデン近郊のハイデン社が合成薬の製造、販売をはじめた。

ホフマンの父はリウマチのためにサリチル酸を服用していたが、副作用についてこぼしていたため、ホフマンはこれをバイエルの研究所でアセチル化することで改善しようと考えた。1897年に合成されたその成果が、アスピリン（aspirinの「a」はacetylを、「spirin」は、ヤナギの植物学上の名称であるSpireaを表す）としてのほうが通りがよい、純粋かつ安定したアセチルサリチル酸であった。臨床試験により、アスピリンが鎮痛、抗炎症、解熱作用をもつことが示された。

バイエル社の研究所長は、いずれもケシの実の産物であるモルヒネとコデインの鎮痛作用にも関心をもった。所長はホフマンにモルヒネのアセチル化を試みるよう求めた。所長はコデインが得られるはずだと考えていたが、代わりにできたのが、陣痛の緩和、戦傷、さらには咳止め（咳反射を抑制する）としても使用された強力な鎮痛薬であるヘロインであった。しかし、その極度の嗜癖性が知られるようになると、ヘロインは大半の国で禁止された。ホフマンは1928年に退職するまでバイエル社に在籍し、医薬品マーケティング部長となった。

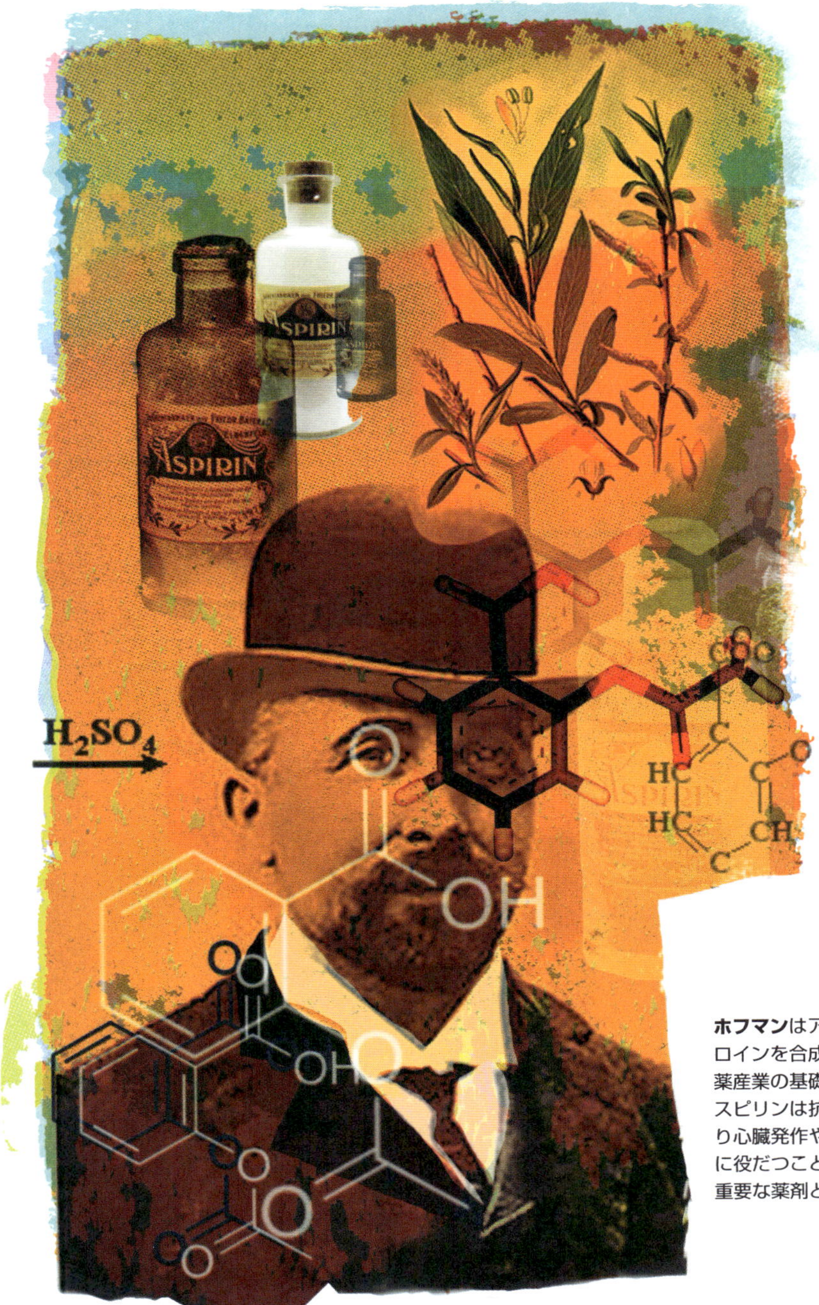

ホフマンはアスピリンとヘロインを合成し、近代的製薬産業の基礎を築いた。アスピリンは抗凝血作用により心臓発作や脳卒中の予防に役だつことから、今なお重要な薬剤となっている。

アレグザンダー・フレミング
Alexander Fleming

ペニシリンの発見者

生年
1881年、ロックフィールド、イギリス

没年
1955年、ロンドン、イギリス

1928年、休暇から戻ってきたアレグザンダー・フレミングは、アオカビ（ペニシリウム・ノタトゥム［Penicillium notatum］）の作るペニシリンとよばれる物質を偶然見つけた。彼はこの物質がレンサ球菌、髄膜炎菌、ジフテリア菌などの幅広い有害細菌を殺す能力があることに気づいた。彼は世界初の抗生物質を発見したのである。

猩紅熱、ジフテリア、梅毒、淋病といった今日ではまれとなった疾患はかつて非常におそれられていた。感染した傷からしばしば命にかかわる敗血症が生じた。細菌がこのような感染症の原因であることは明らかであったが、それを治療する有効な手だてがなかった。

1928年、ロンドンのセントメアリー病院の細菌学教授をつとめていた頃、フレミングは涙や粘液にふくまれ、細菌を殺す能力をもつ自然の酵素であるリゾチームの研究を行っていた。1928年9月3日、彼が休暇から戻って、咽頭炎、おでき、膿瘍をひき起こす細菌であるブドウ球菌のコロニーをふくむいくつかのペトリ皿を調べはじめると、ある皿がふつうとは異なることに気づいた。その皿にはコロニーが点在していたが、緑色のカビの斑点が成長している1カ所だけコロニーがなかったのである。のちにペニシリウム・ノタトゥムというまれなアオカビの株であることが特定されるそのカビの周辺部分は透明であり、まるでカビが細菌の成長をはばむ何かを分泌したかのようであった。

フレミングが幅広い有害細菌を殺せる能力を発見したのはこの「カビの汁」だった。彼の率いるチームは純粋なペニシリンの分離に取り組んだが、それは不安定なものであることが判明した。彼はその研究を1929年に『ブリティッシュ・ジャーナル・オヴ・エクスペリメンタル・パソロジー（British Journal of Experimental Pathology）』に発表し、その治療薬としての可能性にはわずかに触れただけであった。

その後、オックスフォード大学のハワード・フローリー、エルンスト・チェーンらがペニシリンを使用に適した薬剤へと変えた。1941年、彼らは、命にかかわる感染症を生じていた患者、アルバート・アレグザンダーで最初の試験を行った。ペニシリンは最初の数回の注射で効果を示したが、蓄え分がつきて彼は死亡してしまった。ほかの患者でさらに良好な結果が得られると、ペニシリンはすぐに大西洋の両側で製薬産業により大規模に製造されはじめた。1945年、フレミング、フローリー、チェーンはその研究によりノーベル医学生理学賞を受賞した。

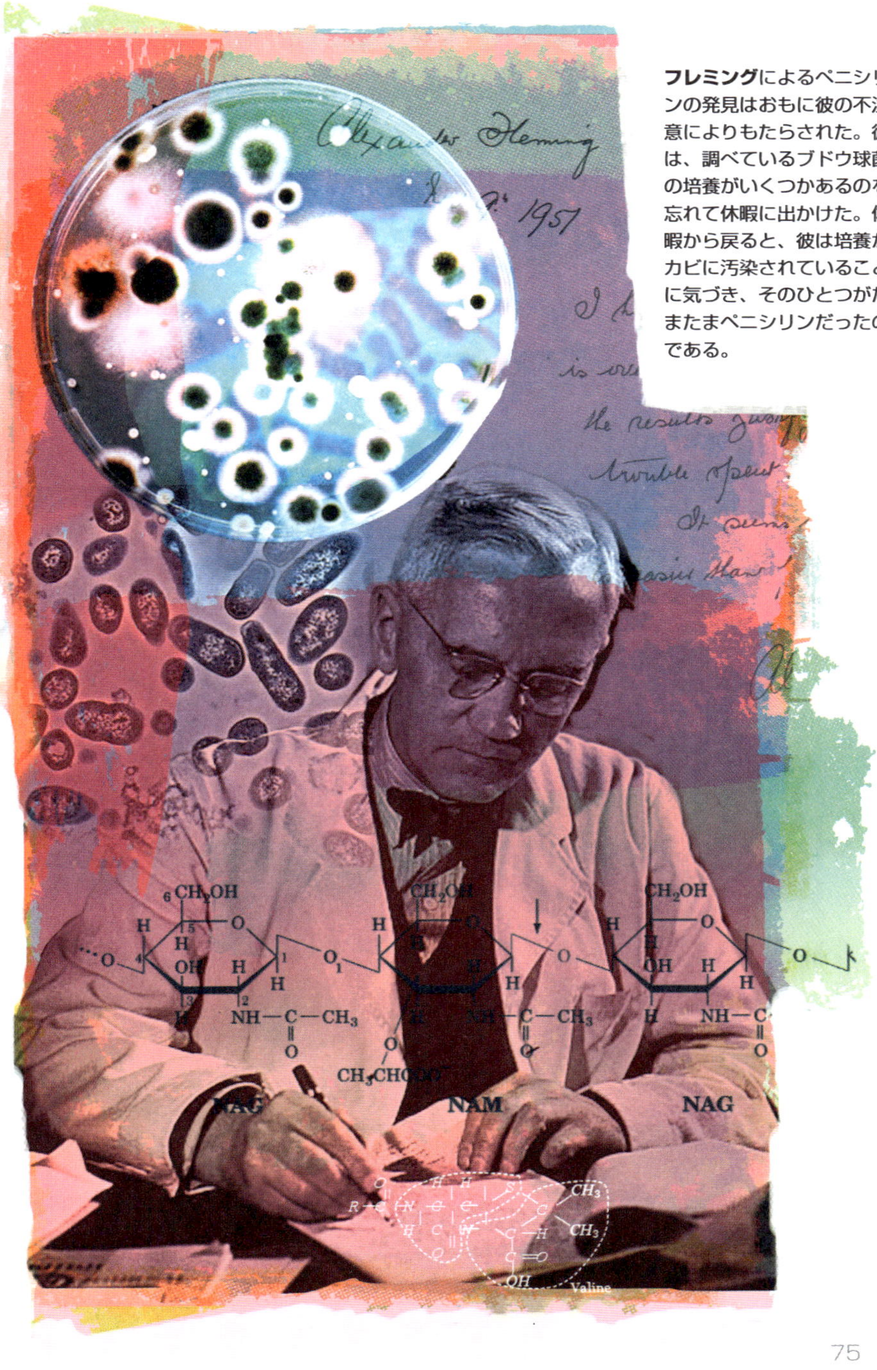

フレミングによるペニシリンの発見はおもに彼の不注意によりもたらされた。彼は、調べているブドウ球菌の培養がいくつかあるのを忘れて休暇に出かけた。休暇から戻ると、彼は培養がカビに汚染されていることに気づき、そのひとつがたまたまペニシリンだったのである。

フィリップ・S・ヘンチ
ステロイド薬の開発者

Philip S. Hench

生年
1896年、ペンシルヴェニア州ピッツバーグ、アメリカ

没年
1965年、オーチョリオス、ジャマイカ

フィリップ・ショウォルター・ヘンチは、関節炎をわずらう人が黄疸にもかかると、関節炎の状態が改善することから、黄疸と関節炎のあいだに関連性があることを発見した。ヘンチはエドワード・ケンダルとともにこの関連性について研究し、世界初のステロイド薬であるコルチゾンを発見した。

フィリップ・ヘンチは1920年にピッツバーグ大学医学部を卒業し、新しく設立されたメイヨー・クリニックがリウマチ性疾患の研究を開始した際にその主任研究員となった。1929年、リウマチ性関節炎の同僚医師が黄疸にかかった時に関節炎が改善したことに彼は偶然気づいた。その改善は黄疸が治った後も数カ月間持続した。1938年までに、ヘンチは関節炎患者で黄疸にかかった時に改善した症例を約40例得た。彼はアレルギーも黄疸により同じように改善することに気づいた。

彼は、黄疸と関係があり、関節炎またはアレルギーによりひき起こされる欠乏症を是正するなんらかの物質――それを彼は「物質X」とよんだ――が存在することを示唆した。関節炎とアジソン病（副腎の疾患）の類似性に気づいたことから、彼はのちに副腎に関心を向けた。彼はメイヨー・クリニックの生理化学教授であるエドワード・ケンダルと共同研究をはじめた。

1940年までに、彼らはスイスのタデウシュ・ライヒシュタインの研究所と共同で副腎から28種類の化合物を分離したが、そのうち4種類が動物において生理作用をもっていた。

彼らは副腎を切除した動物でそれらの化合物を試験し、1941年までに、そのうちのひとつがとらえどころのない物質Xではないかと考えた。しかし戦争と入手できる副腎ホルモンの量が少なかったため、研究ははかどらなかった。

戦後、ケンダルとヘンチはリウマチ性関節炎に対し試験を行うためにこの物質を少量得て、この疾患により寝たきりになっていた29歳の女性で試験を行った。彼女は1948年9月21日に最初の注射を受け、1日1回の注射を行って4日後、クリニックから歩いて外出することができるようになった。さらに15名の患者で試したところ、同様に印象的な結果が得られた。

物質X――現在ではコルチゾンと名づけられている――はマスコミからも社会からも奇跡として迎えられた。1950年、ヘンチとケンダルは、ステロイドホルモンにかんする研究により、ライヒシュタインとともにノーベル医学生理学賞を受賞した。

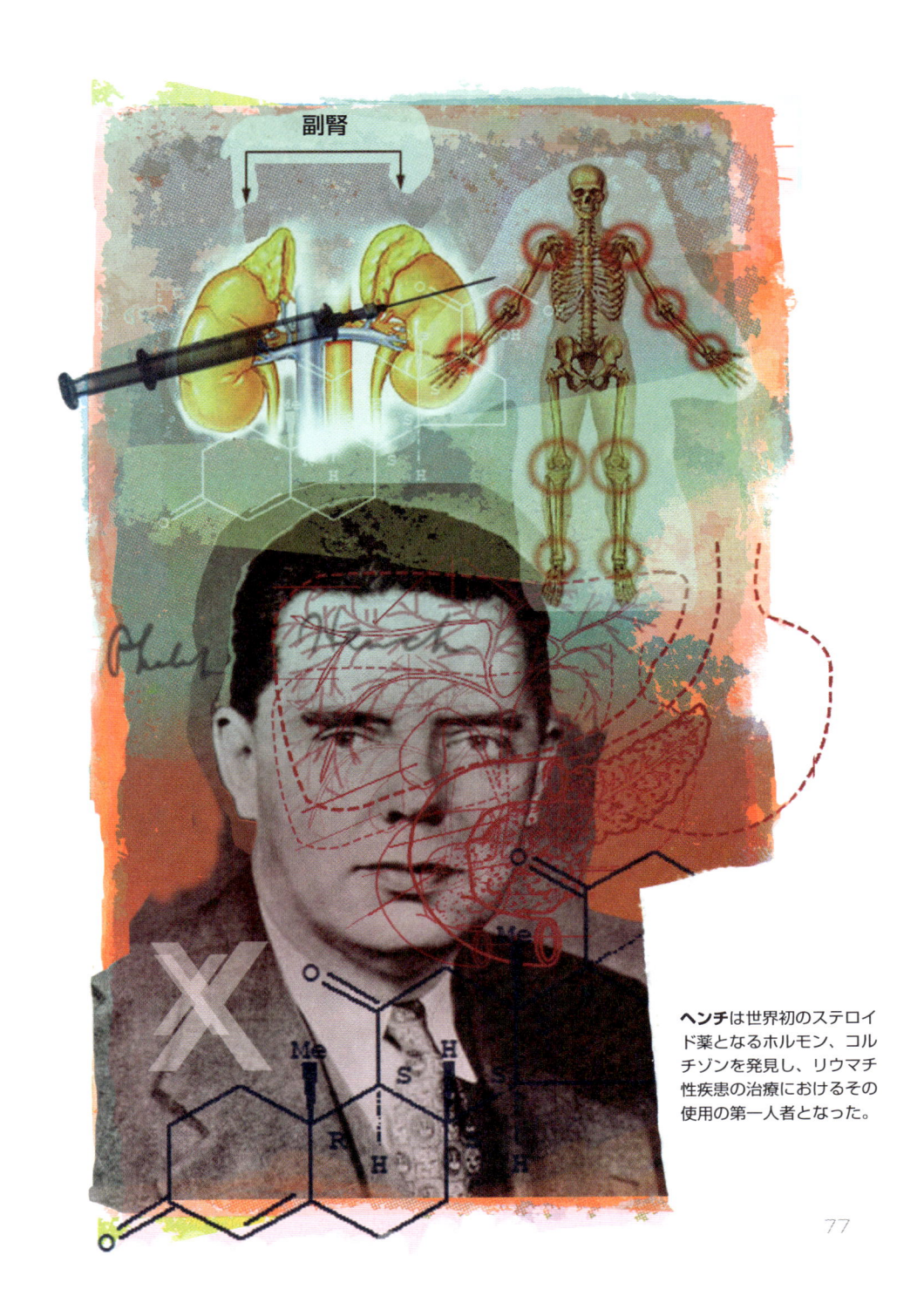

ヘンチは世界初のステロイド薬となるホルモン、コルチゾンを発見し、リウマチ性疾患の治療におけるその使用の第一人者となった。

アーチー・コクラン

臨床試験の先駆者

Archie Cochrane

アーチボルド・コクランは、実薬治療をプラセボ治療と比較する無作為割付臨床試験のゆるぎない先駆者であった。コクランは薬剤介入、外科的介入、その他の医療上の介入についてこの種の試験を多数行った。また医療審議会（MRC）の疫学部門を設立し、貧血、喘息、緑内障などの疾患の原因および自然経過にかんする研究により世界的な名声を得た。

コクランはケンブリッジ大学で科学を学び、1922年に卒業した。1934年にユニヴァーシティ・カレッジ・ロンドンの医学生となり、スペイン内戦で志願兵となって学業を中断したものの、1937年に復学して1938年に学位を得た。

戦後、コクランは予防医学を学び、1948年にカーディフの医療審議会（MRC）の塵肺症研究班にくわわった。彼は10年以上にわたってこの肺疾患について研究し、炭塵に対する曝露と能力障害の程度にしたがって、炭鉱労働者のX線像を分類するシステムを作り上げた。コクランは疫学を進歩させた。彼は調査と経過観察により考えうる最高の奏効率が得られると考えた。彼の業績を認めたMRCは、1960年にカーディフに新しい疫学部門を設立するようコクランに依頼した。同年、コクランはウェールズ大学医学部の結核・胸部疾患の教授となった。

コクランはその影響を示す著作『効果と効率――保健と医療の疫学』を執筆し、1972年に出版した。この著作は、医学的介入を、害より効果をもたらす可能性のほうが高くなるように用いることの重要性を強調するものであった。これは医師に処方においてより合理的で費用効果が高いアプローチをとることをうながす、現在のいわゆる根拠にもとづく医療の基礎ともなっている。無作為割付比較対照試験にかんするコクランの考え方にこたえて、コクランの死後数年たってコクラン共同計画が設立された。この計画は、世界中の約１万人の医療専門家が医学的治療法を詳細にレヴューし、患者が最良の科学的根拠をもつ治療法を受けられるようにするというものである。このレヴューはオンラインの『コクランデータベース・オヴ・システマティックレヴュー』で発表される。

生年
1909年、ガラシールズ、イギリス

没年
1988年、ホルト、イギリス

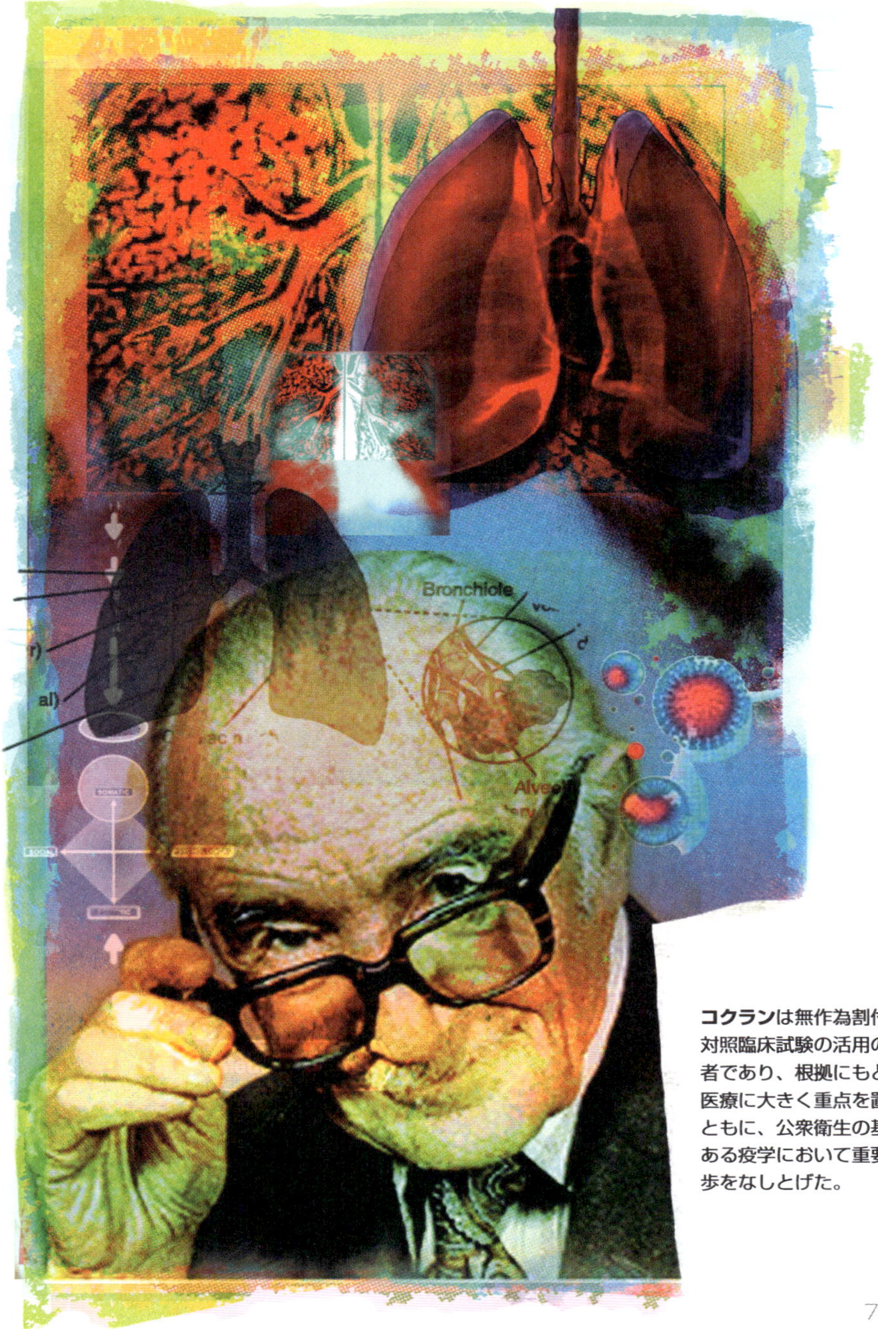

コクランは無作為割付比較対照臨床試験の活用の先駆者であり、根拠にもとづく医療に大きく重点を置くとともに、公衆衛生の基礎である疫学において重要な進歩をなしとげた。

シシリー・ソンダーズ
緩和ケアの母

Cicely Saunders

生年
1918年、バーネット、イギリス

没年
2005年、ロンドン、イギリス

シシリー・ソンダーズは、だれもが痛みなく、尊厳をもって死ぬ権利があるという強い信念をいだき、職業人生のすべてを末期患者のケアに捧げた最初の医師であった。その仕事は、現在では緩和ケアのはじまりと認められており、ソンダーズに国際的名声をもたらし、多くの国で末期疾患と死に対する見方に影響をあたえた。

ソンダーズは裕福な家庭で育ち、イギリス有数の女子寄宿学校であるローディーンで教育を受けた。オックスフォード大学に進学したものの、退学し、看護師としての訓練を受けた。1948年、彼女はポーランド系の患者、デイヴィッド・タスマと恋に落ちたが、彼は癌で死に瀕していた。タスマは遺言により彼女にホスピスを設立するための2000ドルを遺した。ソンダーズはその後、終末期の疼痛をコントロールする最善の方法を理解したいと考え、39歳にして医学を学んだ。1957年に学位を得て、すぐにロンドンにある、末期患者の看護ケアを行うセント・ジョーゼフ・ホスピスに勤め、疼痛コントロールの研究をはじめた。彼女はさまざまな鎮痛薬を詳しく理解することで、患者が覚醒状態を保ちながら有効な投与量が受けられるように、疼痛を予期して予防するという考え方をあみだした。それまでは、患者に嗜癖が生じる懸念から、強力な鎮痛薬は痛みのある患者に対して使われないことが多かった。

1967年、タスマの遺贈からはじまったプロジェクトであるセント・クリストファー・ホスピスがついにサウスイーストロンドンに開設され、ソンダーズが所長となった。同ホスピスで、彼女は身体的苦痛とそれにともなう感情的苦痛の緩和に重点的に取り組んだ。治療面ではなおも医学頼みであり、それは現在でも変わらないが、ソンダーズの仕事により、ヨーロッパとアメリカの多くの医師が診療に緩和的要素をくわえるようになった。ソンダーズは信仰心の篤い女性であり、安楽死を是としなかった。このことから、彼女の患者が最後まで生活の質を保つことがさらに重要となった。

1980年、ソンダーズはデームの爵位に列せられ、また芸術家の教授マリアン・ブフーズ＝ジスコと結婚すると、彼から人生と仕事に大きな影響を受けた。彼女は病んだ夫が1995年に死去するまでセント・クリストファー・ホスピスで長年にわたり看護した。1989年、ソンダーズはイギリスでメリット勲章を受けたごく少数の女性のひとりとなった。彼女は同ホスピスにおいて87歳で亡くなった。

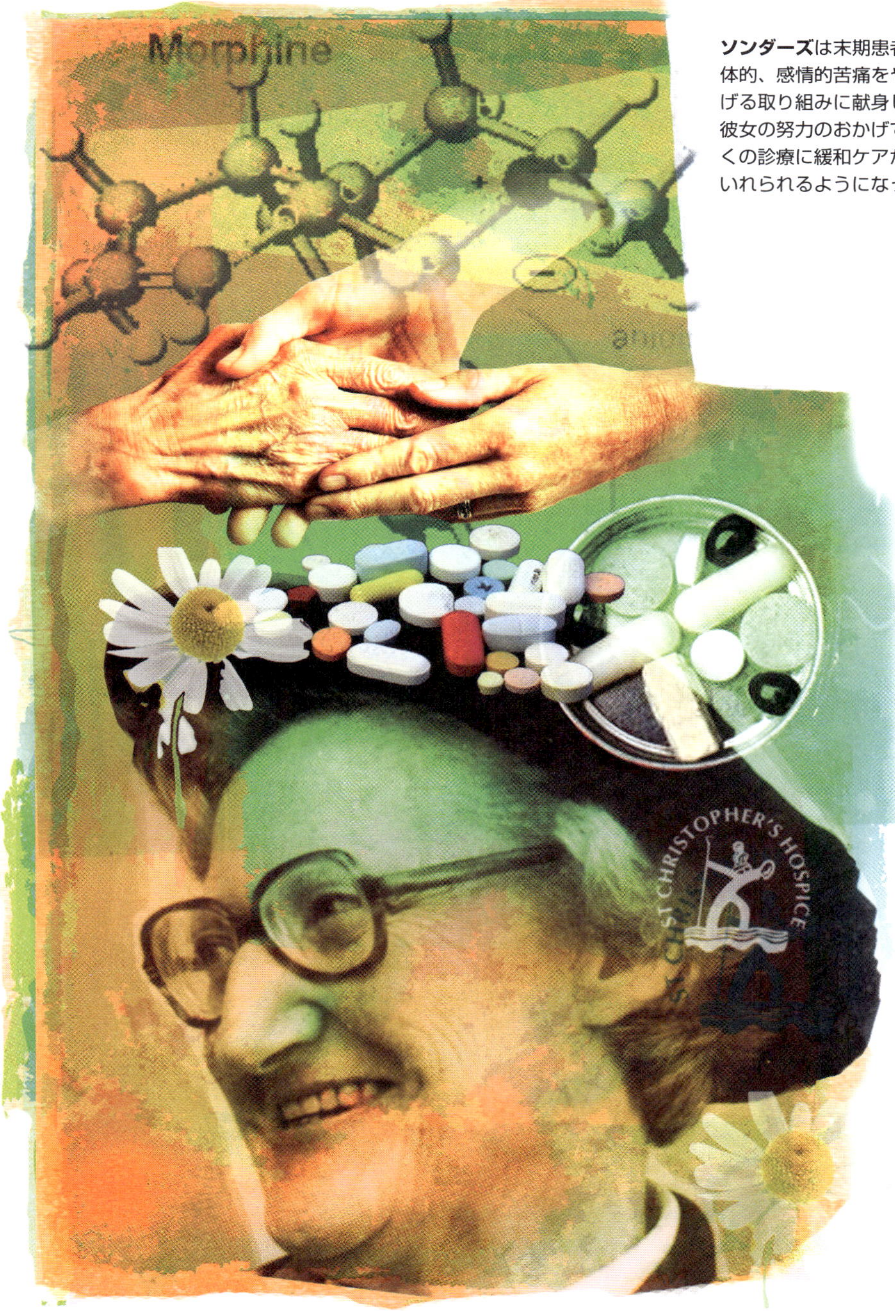

ソンダーズは末期患者の身体的、感情的苦痛をやわらげる取り組みに献身した。彼女の努力のおかげで、多くの診療に緩和ケアがとりいれられるようになった。

カール・ジェラッシ 避妊薬の生みの親

Carl Djerassi

生年
1923年、ウィーン、オーストリア

1951年、カール・ジェラッシはプロゲステロンというホルモンの合成にはじめて成功し、ノルエチンドロンとよばれるステロイド薬を作り出した。この薬剤は「ピル」でもっとも広く用いられる有効成分となり、可逆的避妊法として現在でも他の追随を許さず、世界中で約1億人の女性に使われている。

ジェラッシはオハイオ州のケンヨン・カレッジで化学を学び、1942年に卒業した。1949年にメキシコシティのシンテックス社で化学研究担当副ディレクターとなり、避妊薬にかんする画期的研究を行った。

プロゲステロンによりウサギの排卵を止められることがすでに研究から示されていた。しかし、天然のプロゲステロンは経口で服用すると消化器系で破壊されてしまうことから、ジェラッシのチームはその合成版であるノルエチンドロンの開発に着手した。ノルエチンドロンとプロゲステロンはいずれもステロイドとよばれる複雑な分子のグループに属しており、ジェラッシはステロイドの合成について豊富な専門知識をもっていた。

1950年、マサチューセッツ州のウースター実験生物学研究所のグレゴリー・ピンカスは、新しいタイプの避妊薬の研究について家族計画連盟から依頼を受けた。ジェラッシがピンカスに若干量のノルエチンドロンを送ると、ピンカスはこの物質と関連化合物であるノルエチノドレルについて動物実験を行った。1960年、アメリカ食品医薬品局はジェラッシのノルエチンドロンを承認した。

市販されることになった最初の避妊薬は実際にはメストラノールとノルエチノドレルを含有するエノビッドであったが、1964年にはノルエチンドロンも広く用いられるようになった。この避妊薬は長年にわたりさまざまな健康上の不安と結びつけられてきたが、多くの女性を望まない妊娠から解放した。ジェラッシは1973年に経口避妊薬のはじめての合成によりアメリカ国家科学賞を受賞した。

ピルにふくまれるホルモンは排卵を防ぐ。また子宮頸部の粘液の濃度を高めて精子が卵子に到達しないようにし、さらに子宮の内層を受精卵がはるかに着床しにくくなるように変化させる。この3段階の作用により、正しく使用すればピルの有効性は99％となる。製剤は何度か変更され、現在では使用されるホルモンの量ははるかに少なくなり、これにより初期の製剤よりも副作用が減り、長期的な健康リスクは低いものとなっている。

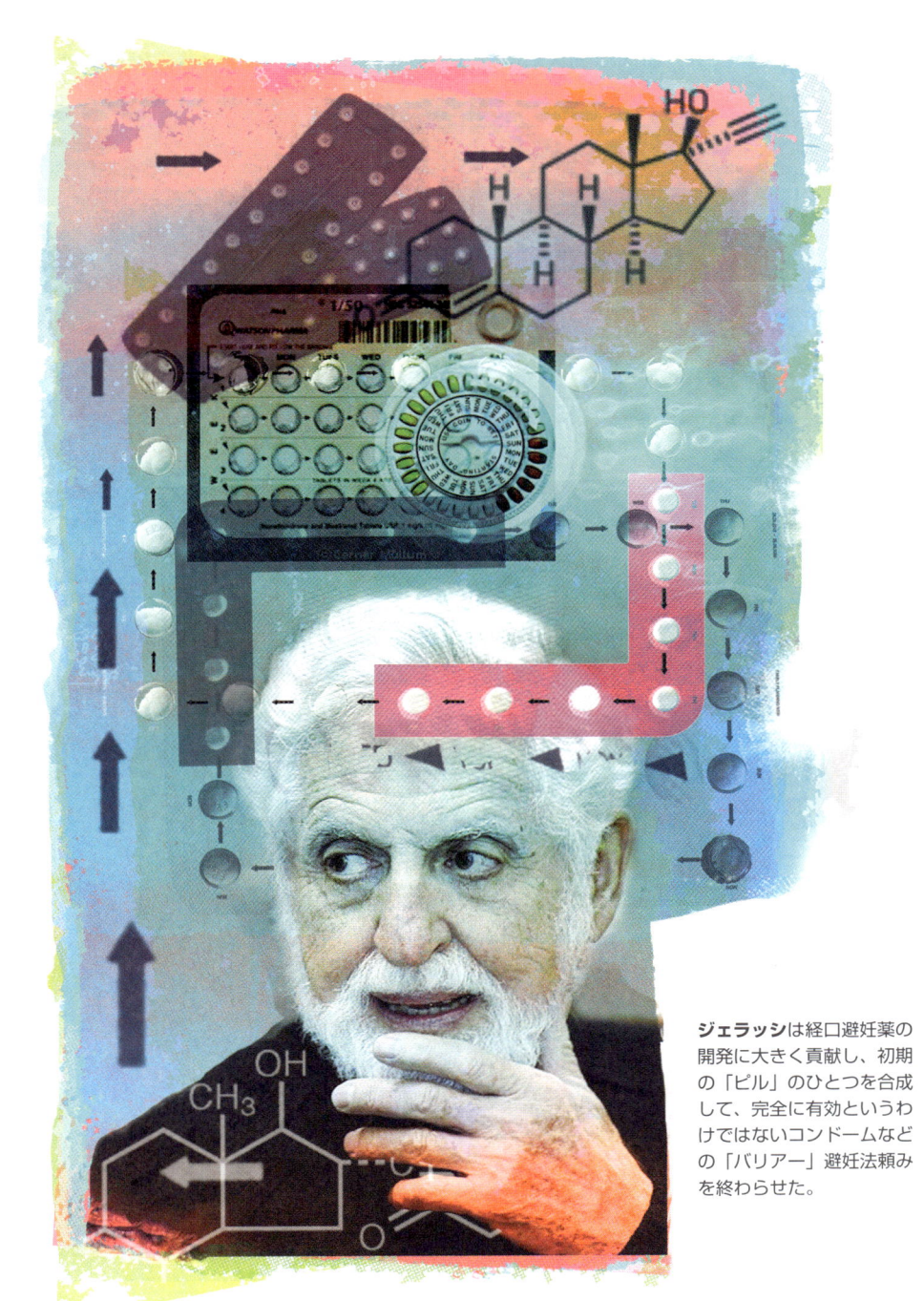

ジェラッシは経口避妊薬の開発に大きく貢献し、初期の「ピル」のひとつを合成して、完全に有効というわけではないコンドームなどの「バリアー」避妊法頼みを終わらせた。

ジェームズ・ブラック
β遮断薬の生みの親

James Black

生年
1924年、アディングストン、イギリス

没年
2010年、ロンドン、イギリス

ジェームズ・ブラックは、薬剤で変更しようとする生化学・生理学上の基礎的作用の理解にもとづき、薬剤設計に合理的手法を用いた最初の専門家のひとりである。ブラックはホルモンの作用を阻害することで身体の機能を変更する薬剤を創り出した。その成果——β遮断薬——が合成され、現在ではもっともよく処方される薬剤のひとつとなっている。

ブラックはセント・アンドルーズ大学医学部を卒業し、グラスゴー大学とマラヤ大学で学問を続けた後に製薬業界に入った。彼はインペリアル・ケミカル・インダストリーズ社とグラクソ・スミスクライン社に勤めた。

ブラックが関心をもった薬剤は拮抗薬とよばれ、ホルモンの作用を阻害することにより生理的機能を変えることができるものであった。彼はまず、心臓の組織に存在し、通常はホルモンであるアドレナリンやノルアドレナリンと結合して心拍を速めるβ受容体の研究に取り組んだ。ブラックのβ受容体拮抗薬——β遮断薬——は、心拍数を減らすことで心臓の負荷を低下させることが示された。ブラックは1964年にその薬剤——プロプラノロール——を合成し、臨床試験では、この薬剤が心不全や狭心症の患者の生存を改善することが示されている。

ブラックは胃の内層にある一群のヒスタミン（H2）受容体に同じ拮抗薬の原理を適用し、1972年にシメチジンとよばれる有効なH2受容体拮抗薬を合成した。消化性潰瘍や十二指腸潰瘍ではそれまで手術しか治療の選択肢がなかったため、これは患者にとって大きな朗報となった。現在では潰瘍手術は非常にまれなものとなり、プロプラノロールと同じく、シメチジンとその関連薬もこれまでに発明されたベストセラー薬の仲間入りを果たしている。

ブラックは1988年に医薬品化学における進歩に対しノーベル医学生理学賞を受賞した。さまざまな組織において受容体のサブグループが同定されることで、ただひとつのサブタイプに結合して阻害し、ほかのサブタイプには作用しない分子の設計および合成が進み、これにより作用がきわめて特異的で副作用の少ない薬剤が生まれている。

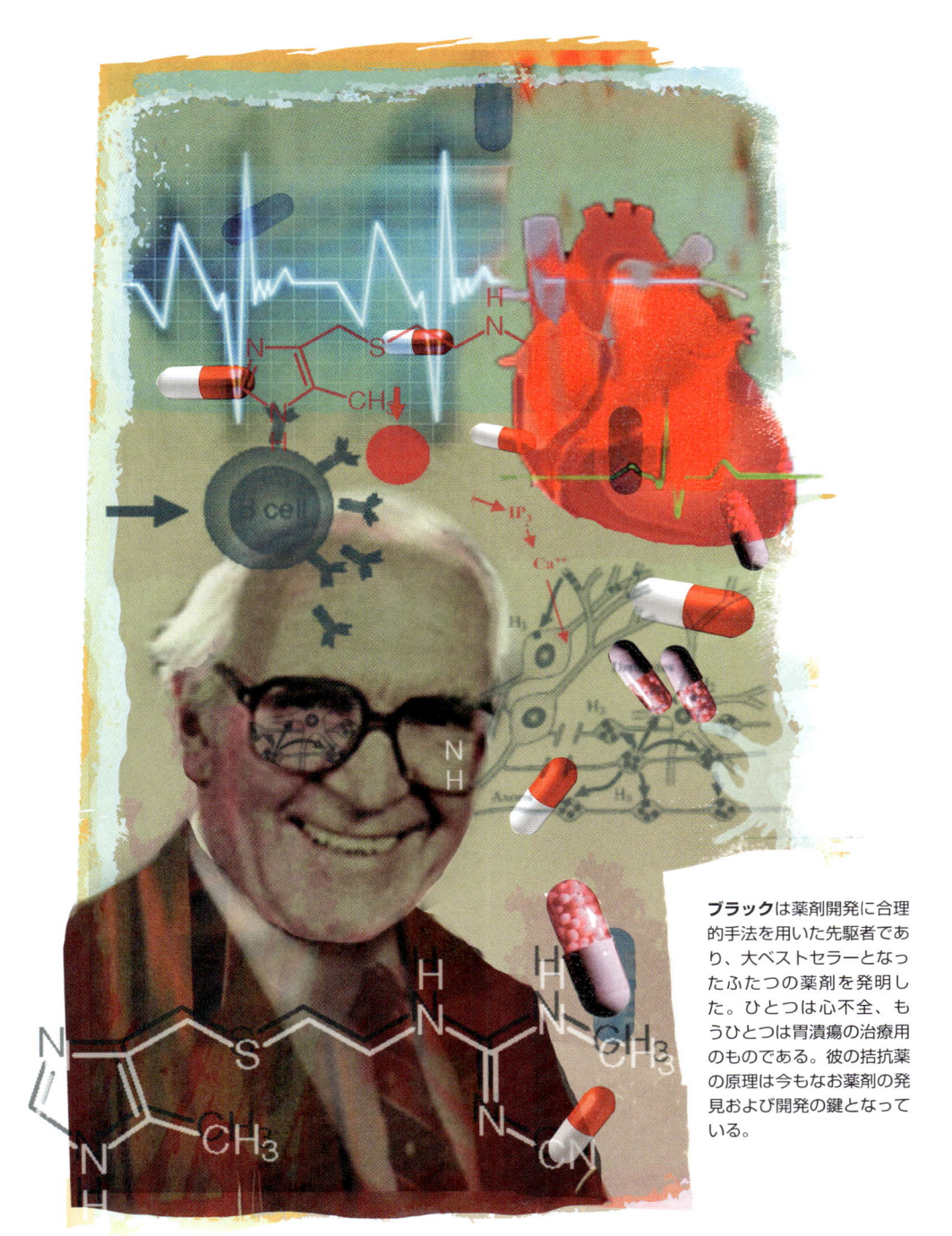

ブラックは薬剤開発に合理的手法を用いた先駆者であり、大ベストセラーとなったふたつの薬剤を発明した。ひとつは心不全、もうひとつは胃潰瘍の治療用のものである。彼の拮抗薬の原理は今もなお薬剤の発見および開発の鍵となっている。

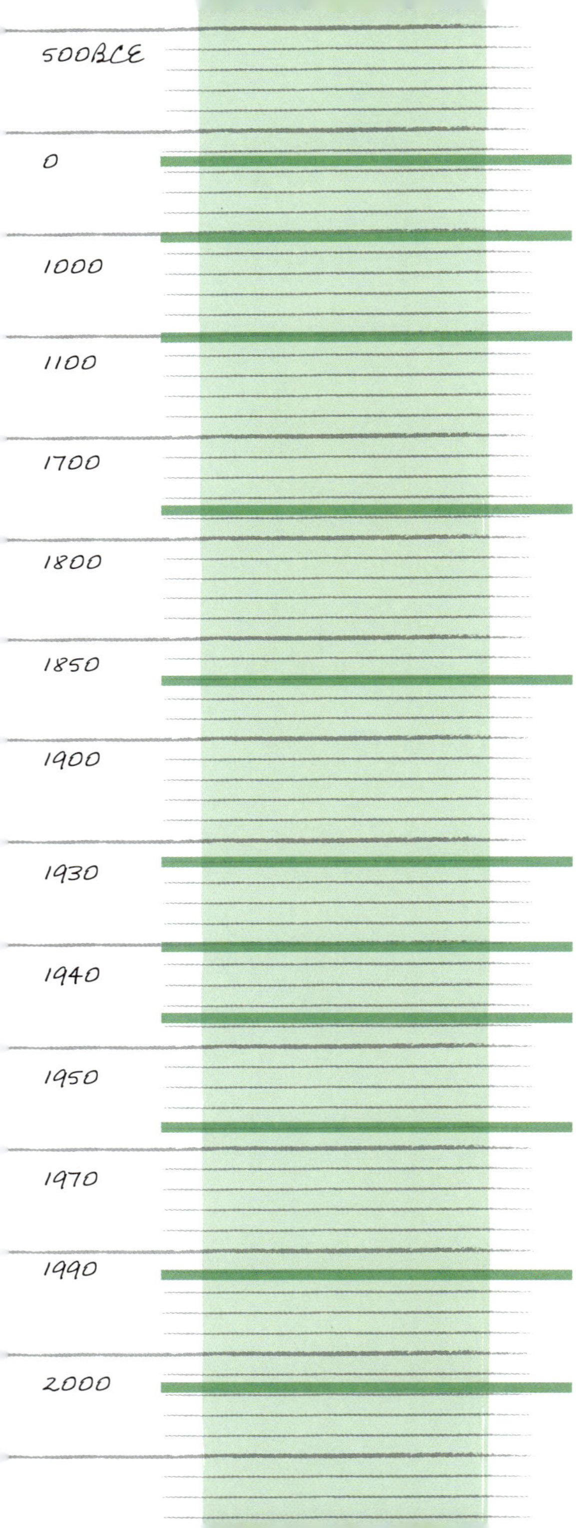

華陀《かだ》『青嚢書《せいかいしょ》』（2–3世紀頃）

アブルカシス『解剖の書』（1000年頃）

アヴェンゾアル『治療便蒙』（1100年頃）

パーシヴァル・ポット『ヒトの歯の自然経過に関する論文』（1771年）

ジョーゼフ・リスター『滅菌の理論と実際』（1867年）

ハーヴェイ・クッシング『下垂体の好塩基性腺腫およびその臨床症状——下垂体好塩基細胞腺腫』（1932年）

アルフレッド・ブラロック『外科的ケアの原則——ショックその他の問題』（1940年）

ヘレン・タウシグ『心臓の先天性奇形』（1947年）

パトリック・ステプトー『産婦人科学における腹腔鏡検査』（1967年）

トマス・スターツル『ゼロからの出発——わが臓器移植の軌跡』（1992年）

ベルナール・ドヴォーシェル『切除された顔、そこなわれた顔』（2003年）

第4章
外科学

1世紀および2世紀には非常に早期の先駆者たちが登場したが、麻酔や器具の滅菌などの画期的進歩が起こりはじめ、また術前・術後の処置の進歩により成功率が大きく改善してきたのは18世紀なかば以降のことである。今日では、かつては最後の手段とみなされていた臓器移植などの手術が広く行われるようになっている。

移植

損傷した体の器官を修復したり、再生したりするというアイディア——近年では再生医療として知られる——は臓器移植の初期にその起源がある。ボストンのピーター・ベント・ブリガム病院でジョーゼフ・マレー率いるチームにより、一卵性双生児間の腎臓移植がはじめて成功したのは1954年のことであった。腎臓は8歳のロナルド・ヘリックから双子の兄弟リチャードに移植され、リチャードはその後8年生存した。この研究により、マレーは1990年のノーベル医学生理学賞を受賞した。

次の大きな節目は1963年にミシシッピ大学のジェームズ・ハーディが行った片肺の移植であったが、患者は数日後に死亡した。1967年、トマス・スターツルが肝臓移植をはじめて成功させた。しかし新聞の見出しを飾ったのは、同年ケープタウンでクリスチャン・バーナードが行ったヒトの心臓移植であった。進行した心不全の男性が、交通事故で亡くなった若い女性の心臓の移植を受けたのである。

1989年、初の心臓、肝臓、腎臓の同時移植がアメリカのピッツバーグで若い女性に対して行われ、患者は4カ月間生存した。近年、体のほかの多くの器官についてはじめての移植が行われている。喉頭、子宮、ペニス、さらに2005年には顔面の移植が行われた。このような「初移植」を受けた患者の転帰はさまざまである。今も生存している患者もいれば、長生きできなかった患者もいる。しかし、彼らはいずれも、移植を生命を救う手術にするうえでだれよりも貢献したのである。

またこのような手術は免疫系にかんする多くの先駆的研究なしには不可能だっただろう。1940年代、イギリスの科学者ピーター・メダワーが、異組織にさらされた動物の胚がその組織を拒絶しないことを示し、拒絶は免疫学的要因にもとづくものであると結論し

「心臓を埋葬して虫に食わせるよりも、移植するほうがどれほどよいかわからない」

クリスチャン・バーナード

た。一方で、メルボルン大学のフランク・マクファーレン・バーネットは、体の免疫細胞は早期の段階では存在する組織を体の一部として受け入れることを学ぶが、のちにはあらゆる新しい物質を拒絶することを示唆した。これらの研究はあわせて、現在の免疫抑制療法の基礎である獲得免疫寛容の発見となった。両者は1960年にその研究によりノーベル医学生理学賞を受賞した。

1980年代に土壌中の真菌に由来するシクロスポリンという薬剤が導入され、患者の新しい臓器に対する拒絶を避けるのに役だった。1990年には、シクロスポリンに関連するが、約100倍強力なタクロリムスが発売された。一方で手術の技術が向上し、生体臓器提供者に対する手術が安全なものとなってきている。かつてはもっとも深刻な患者のためのものであった臓器移植は、現在では多くの患者に行われるほぼ通常の手術となっている。

しかし、臓器移植では需要と供給のあいだに深刻なギャップが存在する。これは一部には人口の高齢化により増えた慢性疾患患者に対し、臓器移植が実行可能な治療選択肢となったこと、また現在肝臓移植を行う主要な適応症となっている、血液を介するウイルス感染症であるC型肝炎の影響によるものである。ドナーカードにかんする法令の変更とコーディネートの改善がドナー数の増加に役だっている。生体臓器提供者の活用と高齢者の死体からの臓器も増えている。しかしギャップはなおも存在しており、予見可能な将来も状況は変わらない可能性が高い。異種移植（遺伝子操作を行った動物の臓器の利用）や機械的補助装置（「人工心臓」）の分野が進歩しているものの、現状および増えつつあるニーズに大きく貢献する可能性は低い。

華陀《かだ》

世界最初の外科医

Huá Tuó

生年
110年頃、譙《しょう》、中国

没年
207年頃、洛陽、中国

鍼、婦人科学、産科学にひいでた古代中国の医師、華陀はとりわけ外科医としての能力により称賛されている。彼は急性盲腸炎の治療のための虫垂切除術、また結腸の患部切除のためのおそらく世界初の人工肛門形成術などの腹部の手術を行った。

宮仕えを断わった華陀は、出生地近くの地域で医師として診療を行い、わずか数カ所の経穴の鍼治療と薬草療法により患者の病気を治すことができたため、「霊験あらたかな医師」との評判を得た。脊椎の両側にある鍼用の経穴は今も彼にちなんだ名をもつ。華陀は５種類の動物（虎、鹿、猿、熊、鳥）の自然な動きをもとにした五禽戯《ごきんぎ》（気功の一種）とよばれる運動体系も作り上げたが、これは現在でも一般的であり、世界中で多くの人が実践している。

華陀の手術については、『三国志』（270年頃）および『後漢書』（430年）に記述がある。彼は腹部を開いて患部を切除し、腹腔を洗浄し、切開部を縫合し、薬草の軟膏を塗って傷口の治癒をうながした。また麻沸散とよばれる粉末の麻酔薬を考案し、手術の前にブドウ酒とともに投与して患者の意識を失わせた。その処方は今に残っていないが、チョウセンアサガオ、アコニット根、シャクナゲ、ジャスミン根をふくんでいたと考えられる。

華陀は道家であり、富や名声を求めなかった。多くの熱心な弟子をもち、著作を多数著したが、いずれも現存していない。いくつかの文献に、彼が魏王曹操の侍医となり、曹操に脳腫瘍の疑いがあるために手術を提案したところ、曹操が暗殺のたくらみを疑うようになって華陀を処刑したことが示されている。華陀の死は中国医学のひとつの時代の終わりを告げるものであった。手術は儒教の教えに反するものとされたため、西洋の医師によってふたたび導入されるまでふたたび中国で行われることはなかった。全身麻酔は、1846年にウィリアム・モートンがアメリカ、ボストンのマサチューセッツ総合病院でジエチルエーテルを導入するまで、世界のいかなる場所でも用いられなかった。

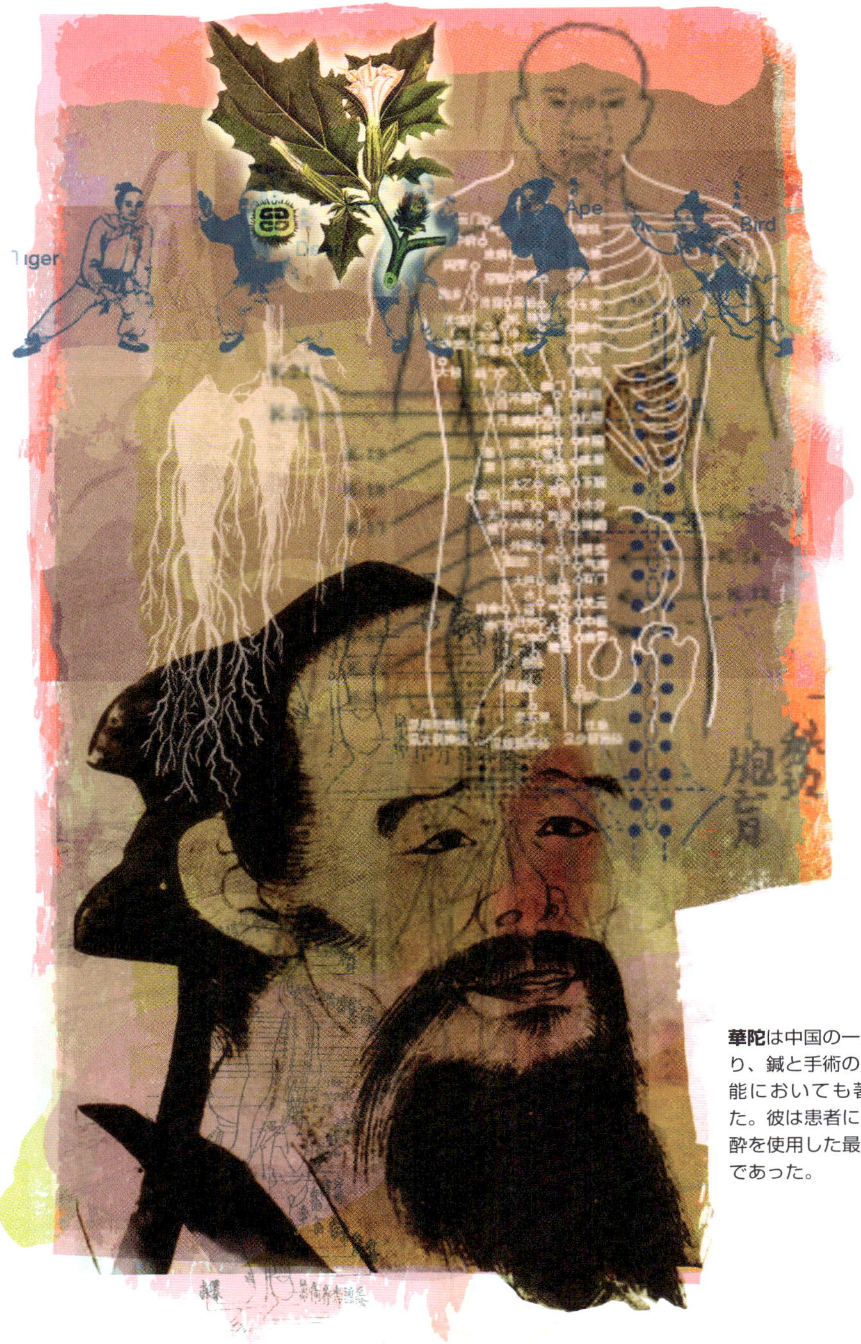

華陀は中国の一流医師であり、鍼と手術のいずれの技能においても著名であった。彼は患者にある種の麻酔を使用した最初の外科医であった。

アブルカシス 初期の手術の達人

Abulcasis

世界最初期の手術の達人、アブルカシスは何世紀にもわたり多大な影響をおよぼした。彼はヨーロッパの外科医の著述にしばしば引用され、15世紀にピエトロ・アルガラタはアブルカシスを「あらゆる外科医のなかで疑いなく最高峰である」と記述している。

アブルカシスは、アブー・アル＝カースィム・アッ＝ザフラーウィーのヨーロッパ名で、スペインがイスラム帝国に属していた時代のコルドバ近郊で生まれた。彼の故郷はスペイン人とムーア人の紛争で、彼の死の直前に破壊されてしまったため、彼の生涯と仕事にかんしては直接の証拠はほとんど存在しない。しかし、彼の医学および外科の診療については当地の11、12世紀の学者の著作に若干詳しく記載されている。アブルカシスはその生涯の大半をコルドバ地方ですごし、医学、化学、手術を実践し、みずからの方法を教えたようである。

彼の多くの業績のなかに、半世紀にわたる診療の集大成である挿絵入りの30巻からなる詳細な医学百科事典があった。『解剖の書(Kitab al-Tasrif)』として知られるこの事典は、薬理学、食事、手術（この分野におけるアラビア語の最初の文献)、整形外科の項目をふくんでいた。彼は医師と患者のあいだに良好な関係を築くことを熱心に唱道し、正確な診断と最適な治療を行うために個々の症例を注意深く観察することを奨励した。

薬理学の章では、心臓の薬、下剤、催吐剤、また適切な投与量について記した。また錠剤の作り方、濾過、蒸留、昇華、その他の薬剤調製法についても論じ、異所性妊娠についてはじめて記載した。12世紀には『解剖の書』がラテン語に翻訳され、アヴィケンナの著作とともにヨーロッパの医学教育において教科書として用いられた。

アブルカシスはおそらく手術にかんする著作によりもっとも有名で、多くの手術器具について記載しており、そのいくつかは彼自身が発明したものと考えられる。200あまりの挿絵のなかには、カテーテル、舌圧子、メス、鋭匙、またさまざまな産科や歯科用の器具の例がみられる。彼は創傷治療、焼灼による止血、瀉血、助産術について論じた。また白内障手術さらには乳房縮小にも触れている。

生年
936年頃、エル＝ザーラ、スペイン

没年
1013年頃、コルドバの可能性、スペイン

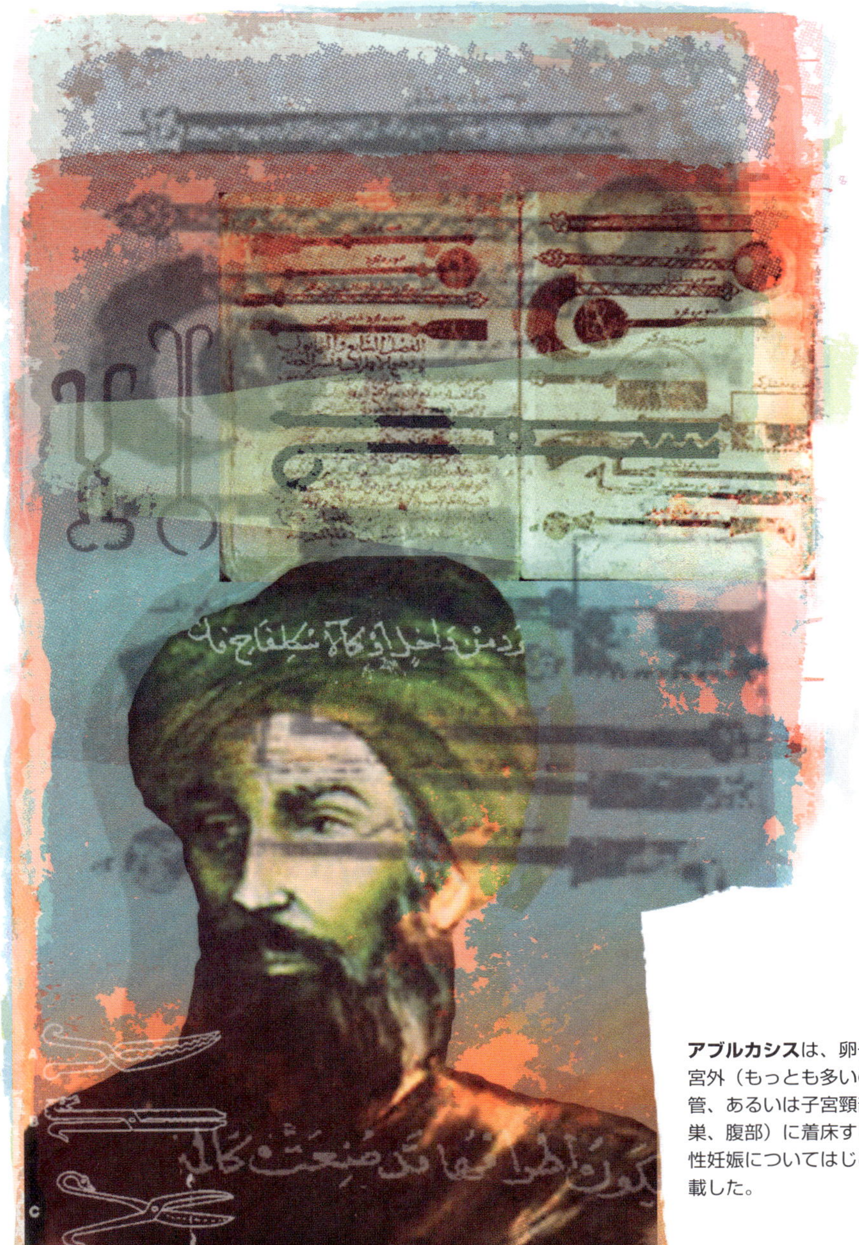

アブルカシスは、卵子が子宮外（もっとも多いのが卵管、あるいは子宮頸部、卵巣、腹部）に着床する異所性妊娠についてはじめて記載した。

アヴェンゾアル
実験的手術の父

Avenzoar

生年
1094年頃、セビリャ、スペイン

没年
1162年頃、セビリャ、スペイン

ラテン名のアヴェンゾアルでもっともよく知られるイスラムの医師により中世の医学は大きく進歩した。彼の仕事は、おもに治療的処置についてのすぐれた著作『治療便蒙（Kitab al-Taysir）（Book of Simplification Concerning Therapeutics and Diet）』により知られている。この著作から、アヴェンゾアルが青年期から診療を行っており、その若さにもかかわらず技能は伝説的であったことがわかる。

アヴェンゾアル（アブー・マルワン・アブダル＝マリク・イブン・ズール）は、アル・アンダルスの歴代の王に仕えた6代続く医師と助産師の家系の出身であった。彼はなによりもまず外科医であり、おそらく彼が医学に対してなした貢献でもっとも永続的なものは、安全な手技としての気管切開術の確立であろう。気管切開術は、頸部を気管まで切開して気道を作る手術であり、はじめての記載は前3600年にまでさかのぼるが、一般に重要性を否定され、ほとんど効果がないと考えられていた。アヴェンゾアルはそれを一変させた。

気管切開術が有効であることを証明するために、彼はヤギにこの手術を行って頸部に開口部を作り、切開部の上で気管を完全に切断した。彼の言葉では、「傷を水と蜂蜜で治るまで洗いつづけると、それ（ヤギ）は完全に回復し、長生きした」。

アヴェンゾアルは外科医になるために広範囲にわたる訓練を行うという考え方を推進した初期の人物でもあり、『治療便蒙』では、だれに頭蓋開口術の実施を許すべきかについて次のように記している。「長期にわたり指導者の直接の監督下で医学生として練習を行い、その後自分で何度か手術を行ったことがないのであれば、これを行うことを考えてはならない」

アヴェンゾアルは卓越した外科医であっただけでなく、髄膜炎、心膜炎、縦隔炎、頭蓋内血栓性静脈炎、中耳炎、疥癬などの多数の疾患や状態についてはじめて正確に記述することで、医学の知識を大いに増やした。

アヴェンゾアルはのちに影響をあたえる処方集のはしりとなるものも著し、さまざまな病気の治療に有用な薬用植物について概説した。たとえば、彼は肺の潰瘍で苦しんでいたヒツジがある植物を食べた後に回復するようすを観察し、肺の潰瘍の治療に有効な特定の植物をつきとめた。

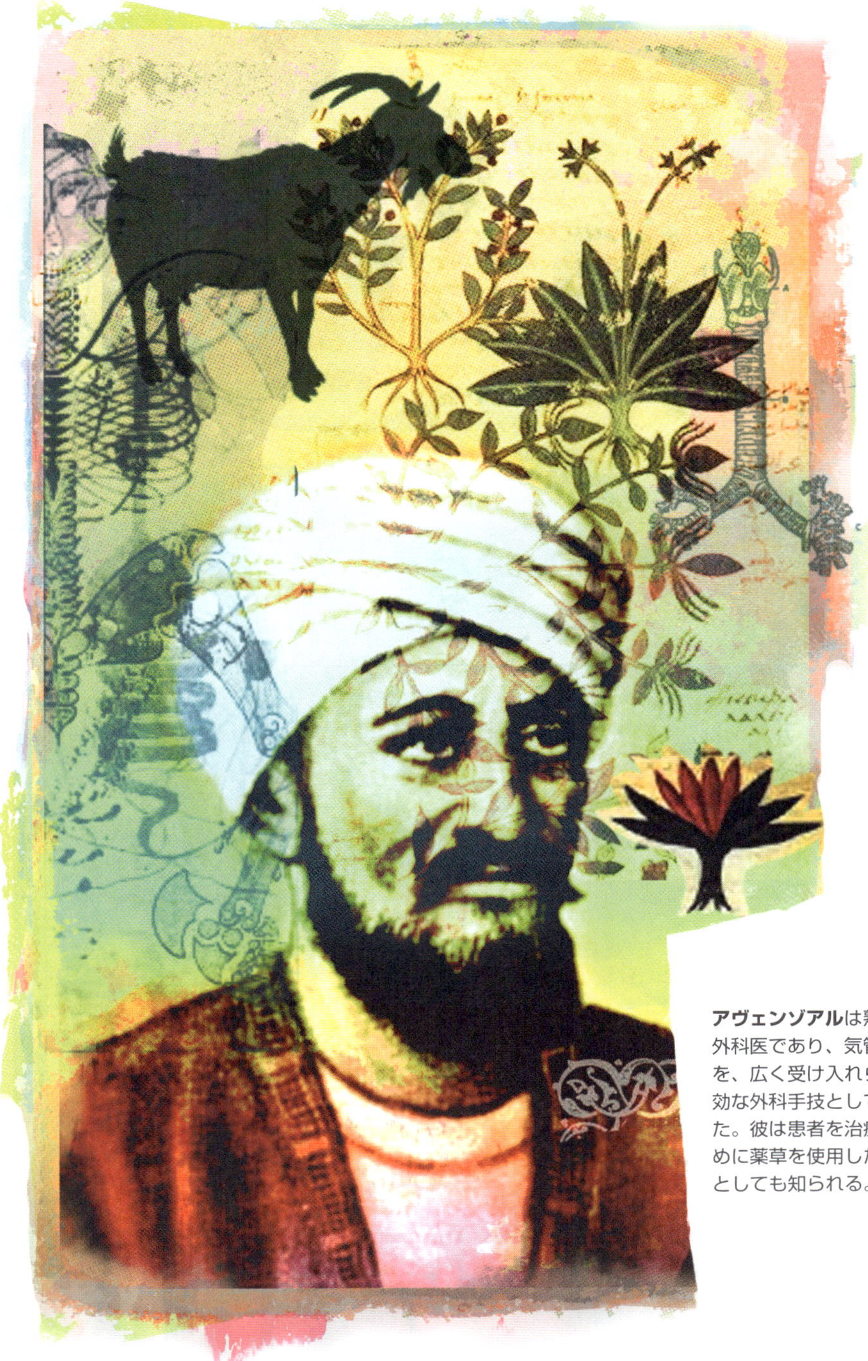

アヴェンゾアルは熟練した外科医であり、気管切開術を、広く受け入れられる有効な外科手技として確立した。彼は患者を治療するために薬草を使用した先駆者としても知られる。

パーシヴァル・ポット
手術の達人

Percivall Pott

生年
1714年、ロンドン、イギリス

没年
1788年、ロンドン、イギリス

パーシヴァル・ポットは当時のイギリスの一流外科医であり、その講義には大勢の聴衆が集まり、また開業して作家のサミュエル・ジョンソンら、著名な患者を受けもっていた。ポットは、荒っぽい職業という位置づけだった外科の地位を尊敬される医学の職業へと高めることを決意し、詳細な観察、徹底的な実地研修の実施、患者に対する気づかいを唱道した。

ポットは1729年にロンドンのセントバーソロミュー病院で外科医見習いとなった。エドワード・ナースのもとで学び、解剖学や手術の講義用の解剖を準備するなどの仕事をこなした。彼の技能はすぐに明らかとなり、同病院ですばやく出世し、1749年に正式な外科医となった。

ポットは、外科を、体から患部を「切りとる」仕事だけではない医学の職業の一部として大いに唱道した。1753年、彼とジョン・ハンターの弟であるウィリアム・ハンターは外科医組合（現代のイングランド王立外科医師会の前身）の解剖学の任命講師となり、ポットはのちに試験官となった。1765年には外科医組合の会長の地位についた。

当時は手術の際に使われていた技法から、手術は痛みをともなうのがふつうであり、しばしば命にかかわるものとされていた。ポットは患者に対する適切なケアの重要性を強調し、速さよりも技法の重要性の強調、痛みをともなう焼灼処置の回避、即座の切断に代わる治療法の探究などの重要な革新をいくつか導入した。最後のものは、1756年に自身が馬からふり落とされて大腿骨の開放骨折を起こした時の個人的経験にもとづくものであった。これは通常なら切断を行うケースであったが、ナースが切断しないように助言したため、脚に添え木をあてると、うまく治癒したのだった。

のちにポットは『骨折および脱臼に関するいくつかの所見（Some Few Remarks upon Fractures and Dislocations)』（1768年）などいくつか論文を執筆した。また煤への接触と陰嚢癌のリスク増加のあいだに関連性を見つけたことでも有名である。彼の著作は大きな影響をあたえ、骨折などの治療に対する彼の方法は標準となった。ポットは、手術と疾患にかんする著作によりロイヤル・ソサエティの一員に選ばれ、1765年にセントバーソロミュー病院で上級外科医としてナースの後を継いだ。

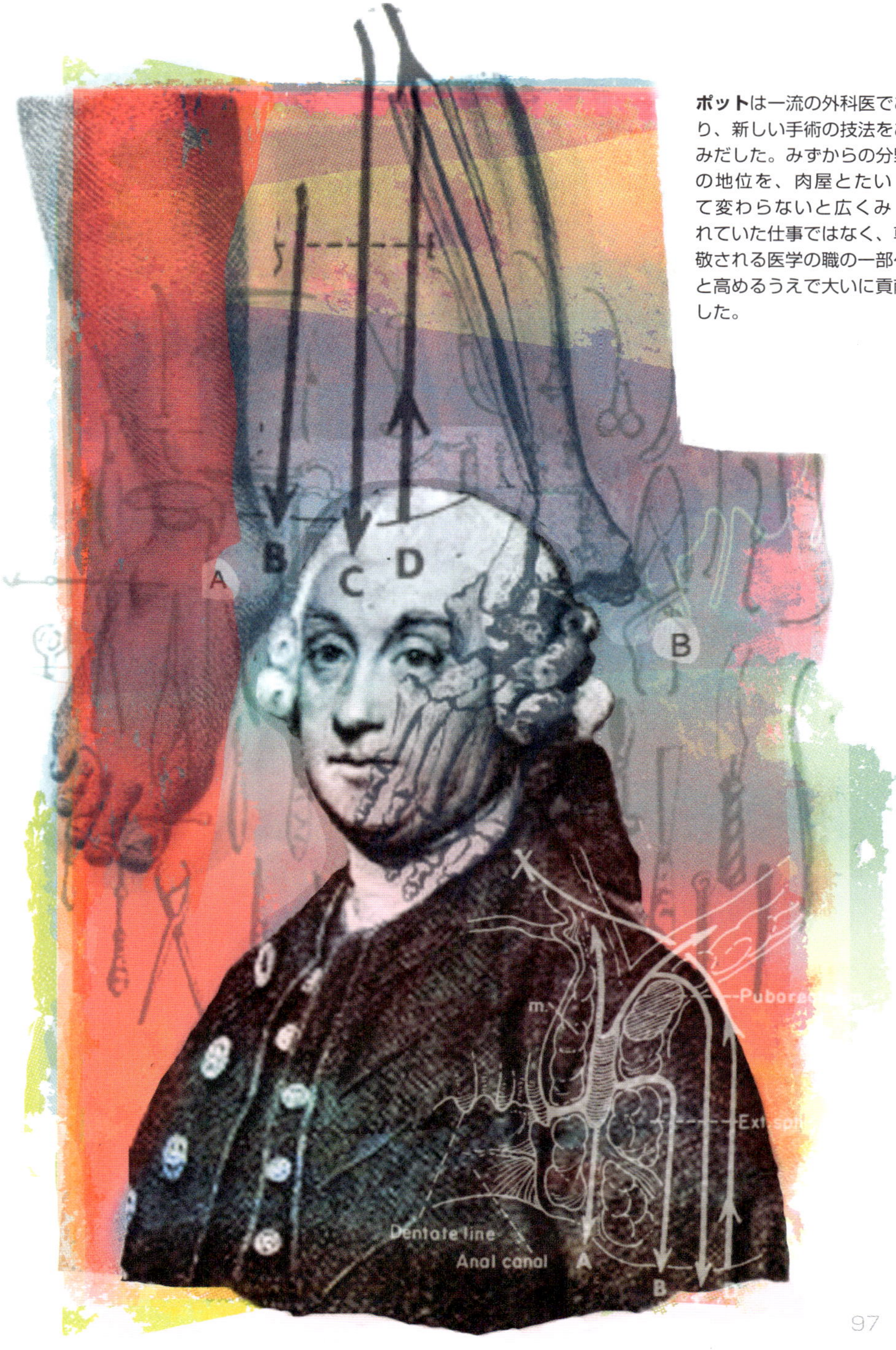

ポットは一流の外科医であり、新しい手術の技法をあみだした。みずからの分野の地位を、肉屋とたいして変わらないと広くみられていた仕事ではなく、尊敬される医学の職の一部へと高めるうえで大いに貢献した。

ジョーゼフ・リスター
消毒の推進者

Joseph Lister

生年
1827年、アップトン、イギリス

没年
1912年、ウォルマー、イギリス

ジョーゼフ・リスターは、死にいたることも多かった手術後の創傷感染の問題について研究を行った。彼は手術室の空気が感染症をひき起こす病原体に汚染されているはずだと正しく推論した。リスターは創傷の管理にフェノール（石炭酸）をとりいれ、消毒薬の利用を広めた。

リスターは1844年にユニヴァーシティ・カレッジ・ロンドンに入学し、そこでいずれも熟達した顕微鏡学者である一流生理学者ウィリアム・シャーピーと外科医トマス・ウォートン・ジョーンズに大きな影響を受けた。リスターは病理学、解剖学、外科学の研究に対し賞を受けた。彼は1852年に卒業し、イングランド王立外科医師会のフェローとなった。1846年にはイギリス初の麻酔下で行われた手術に立ち会っている。当時、手術後の死亡率は、患者が創傷感染と敗血症を生じることが多かったため、40%にも上っていた。

リスターは、化学教授トマス・アンダーソンによりルイ・パストゥールの研究を紹介され、1865年にみずからの細菌論を確立した。彼は手術室の空気中にいるあらゆる病原体を殺し、また手術の傷口から空気をとりのぞくことを決意した。11歳の少年の脚の開放骨折の手術中に、創傷に消毒薬であるフェノールを用いると、少年は敗血症を起こすこともなく完全に回復した。1867年には、自分の病棟では9カ月にわたり敗血症が一例も生じていないと主張することができた。

リスターは、『ブリティッシュ・メディカル・ジャーナル』に一連の論文を発表し、みずからの消毒法を採用するよう主張した（実際には、ほかの外科医も別の消毒薬を用いて敗血症の予防に取り組んでいた）。また徹底的な衛生にも賛同し、感染の拡大を防ぐために、手術器具をフェノールにひたすよう主張した。のちに、彼は微生物学者ロベルト・コッホの提案に従い、フェノールの代わりに蒸気滅菌を用いた。

1877年にロンドンに戻ると、リスターはキングズ・カレッジの外科学教授となった。彼は19世紀後半に手術について多くの改善を行い、吸収性縫合糸、新しい包帯材、創部ドレナージを導入し、根治的乳房切除術および骨折した膝蓋骨の針金接合の先駆者となった。1887年にはその仕事を表彰して男爵に叙せられた。彼はイギリス予防医学研究所の創設者のひとりであり、同研究所は1903年に彼をたたえてリスター予防医学研究所へと改称されている。

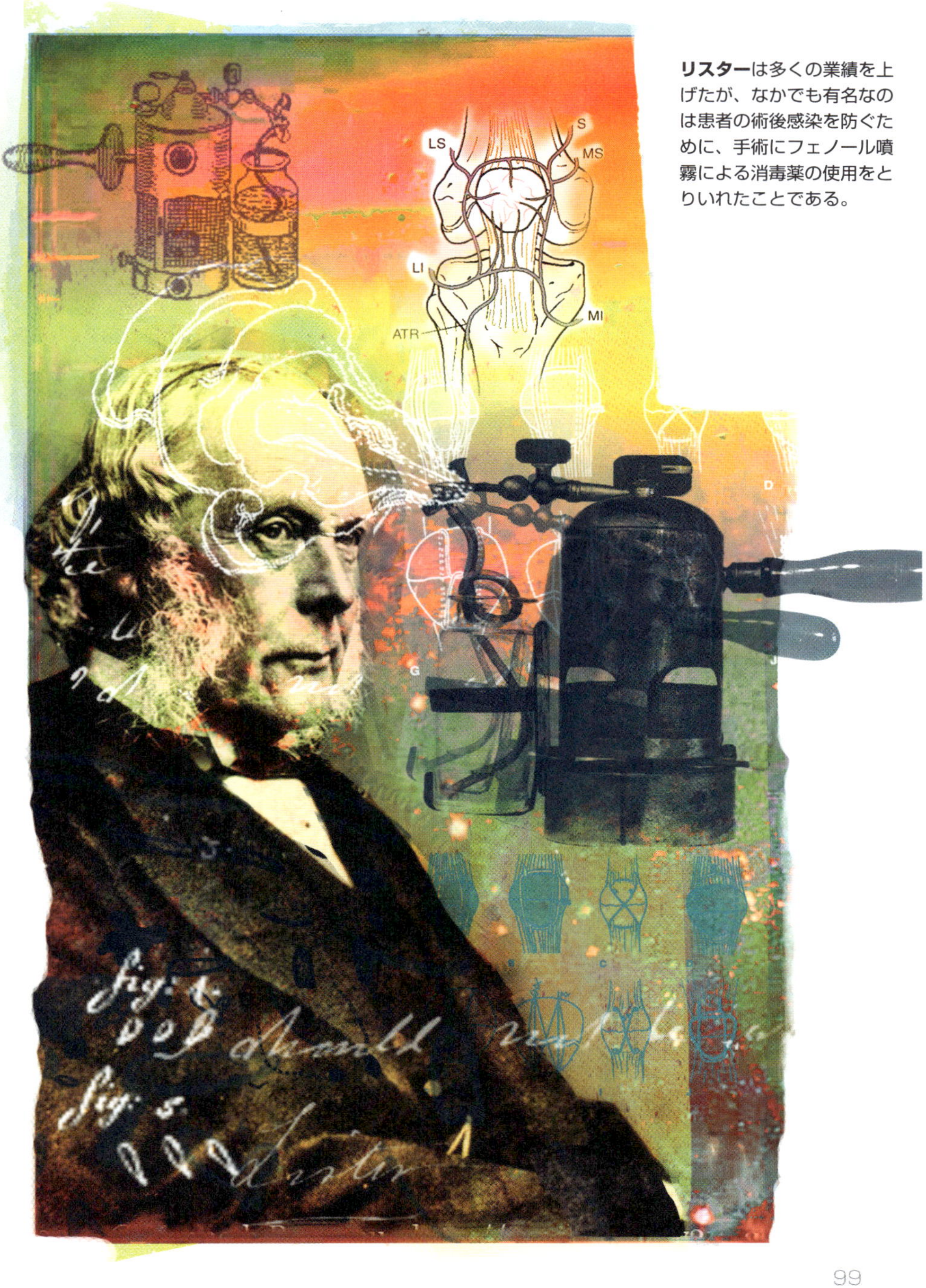

リスターは多くの業績を上げたが、なかでも有名なのは患者の術後感染を防ぐために、手術にフェノール噴霧による消毒薬の使用をとりいれたことである。

ハーヴェイ・クッシング
脳手術の先駆者

Harvey Cushing

生年
1869年、オハイオ州クリーヴランド、アメリカ

没年
1939年、コネティカット州ニューヘヴン、アメリカ

血圧をはじめて測定した医師ハーヴェイ・クッシングは、脳手術への比類ない貢献によりもっともよく知られている。彼は多くの革新的技法により脳手術の死亡率を劇的に低下させた。クッシングは生涯で2000例を超える脳腫瘍の切除を行った。彼には絵の才能があり、みずから手術を行った脳の挿絵は彼の手術報告の中心的部分となった。

クッシングはイェール大学とハーヴァード大学で医学を学び、その後ジョンズ・ホプキンズ大学で著名な外科医であるウィリアム・ハルステッドのもとで外科学を学んだ。彼はイヌの実験で頭蓋内圧に対する作用を研究し、そこで見出した発見をヒトの頭蓋内腫瘍の診断と切除に応用した。20世紀以前、脳は通常は手術されることのない唯一の器官であった。これは脳を切開すると、脳に血液を供給する血管の複雑なネットワークを切断してかならず大量失血が生じたためである。脳手術による死亡率は90%にも達した。

クッシングは、手術中に出血している血管をつまむクリップと鉗《かん》子《し》を考案し、この状況に変化をもたらした。彼はX線を用いて腫瘍を診断し、局所麻酔のみを用いて（脳は痛みを感じない）、開頭手術——脳に達するための頭蓋骨の切開術——を行った。かつては死にいたっていた脳腫瘍の患者が助かりはじめ、死亡率は10%へと低下した。

クッシングは1912年にハーヴァード大学の外科学教授となり、みずからの新しい脳神経外科的手法を教授した。彼の手技のいくつかは今も脳神経手術で用いられている。彼は多くの論文を執筆し、三叉神経節（顔面の神経）の破壊、電気凝固法（電流を用いた止血）の導入、実験的下垂体切除術（下垂体の切除）などの問題を扱った。

またクッシングは脳底部にある下垂体の機能についても研究を行った。1912年に、消耗性疾患の最初の例を記載したが、これは下垂体の腫瘍によりひき起こされることが判明し、クッシング症候群として知られるようになった。同年、古典的著作『脳下垂体とその疾患』を出版し、下垂体の活動亢進を先端肥大症と、また活動性低下を低身長症と関連づけた。現在ではクッシング症候群は、副腎から産生される過剰なステロイドホルモンに体がさらされることで生じることがわかっている。

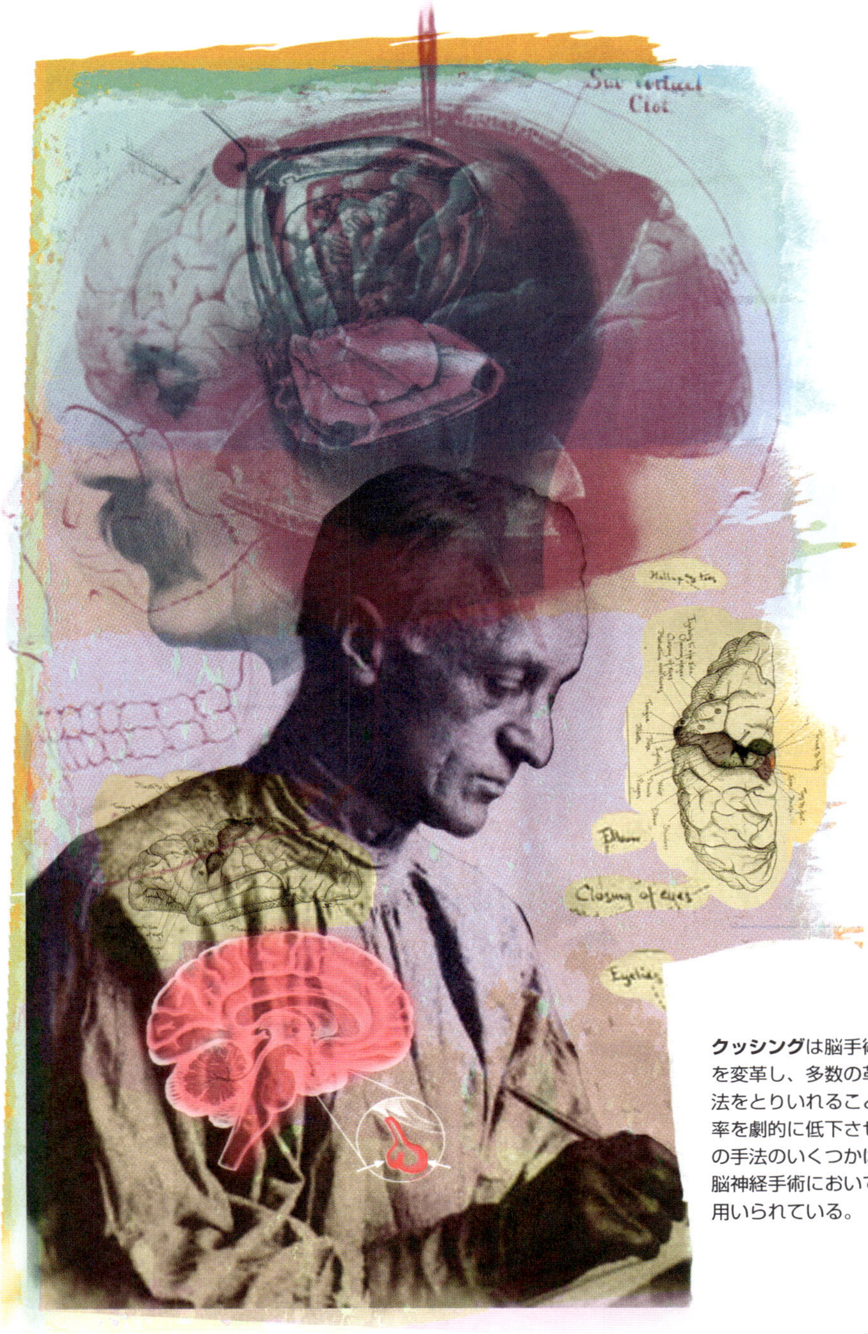

クッシングは脳手術の分野を変革し、多数の革新的手法をとりいれることで死亡率を劇的に低下させた。その手法のいくつかは現代の脳神経手術においてなおも用いられている。

ブラロックとタウシグ
Blalock and Taussig
心臓手術の推進者

生年
（ブラロック）1899年、ジョージア州カローデン、アメリカ
（タウシグ）1898年、マサチューセッツ州ケンブリッジ、アメリカ

没年
（ブラロック）1964年、オハイオ州ボルティモア、アメリカ（タウシグ）1986年、ペンシルヴェニア州ケネットスクエア、アメリカ

1945年、ジョンズ・ホプキンズ大学のアルフレッド・ブラロックとヘレン・タウシグは、ある先天性心臓欠陥を治すための手術をはじめて行い、「青色児」とその家族に新たな希望をもたらした。この進歩は現代の心臓手術の時代のはじまりを示すものであり、現在ではかつては死にいたっていた多様な心臓疾患を治癒または緩和することができるようになっている。

1940年代以前、先天性心臓欠陥をもって生まれた赤ちゃんは通常は生きのびることがなかった。心臓が適切に機能しなければ、血液に酸素をとりこむことができない。このため、このような子どもは皮膚がチアノーゼとよばれる青みがかった色をしていることが多く（酸素をとりこんだ血液はピンク色をしている）、「青色児」として知られる。

心臓外科医であったアルフレッド・ブラロックは失血と外傷によりもたらされるショックにかんする研究により経歴をスタートさせた。彼はこのような症例では輸血が適切な治療法となることを示した。これは第２次世界大戦中、数千人の命を救った方法である。その貢献が見すごされることが多いのだが、技師ヴィヴィアン・トマスの巧みな補佐を受けて、ブラロックはイヌで研究を行い、のちに青色児の手術で用いることになる新しい外科的手法を開発した。とくにあるイヌで、ふたりは左鎖骨下動脈（頸部と上腕に血液を送る）と左肺動脈間の吻合術（外科的結合）を行った。この手法は青色児の手術の成功に不可欠なことが判明することになる。

ブラロックは、ファロー四徴症とよばれる先天性心疾患に長らく関心をいだいていたヘレン・タウシグとチームを組んだ。その名が示すように、この特別な青色児症候群には４つの欠陥がかかわっている。肺に血液を送る動脈の狭窄、心臓の下側の小室（心室）間の壁の穴、右心室の肥大、身体に対する主動脈である大動脈の位置の欠陥である。

ブラロックとタウシグは、ブラロックの新しい外科的手法により、これらの欠陥を迂回し、患児の血液を酸素化できる新たな通路をもたらすことが可能だと考えた。1945年、生後15カ月のアイリーン・サクソンが最初の患者となった。手術は成功し、その後アイリーンの皮膚の青さは日に日に薄れていった。1952年までに、チームはこのような手術を1000例以上行い、世界中の外科医がジョンズ・ホプキンズ大学を訪れ、この手法を学んだ。

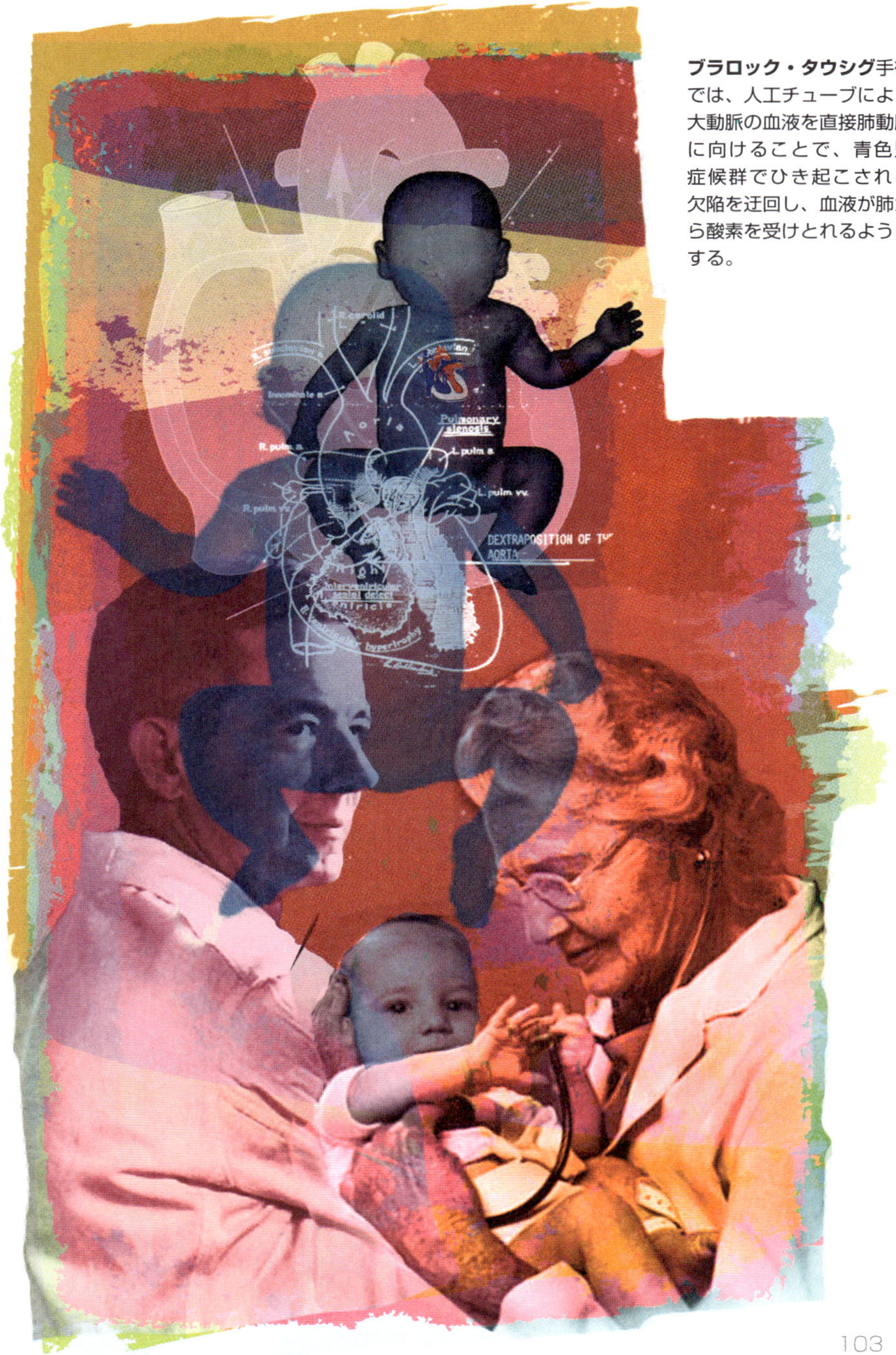

ブラロック・タウシグ手術では、人工チューブにより大動脈の血液を直接肺動脈に向けることで、青色児症候群でひき起こされる欠陥を迂回し、血液が肺から酸素を受けとれるようにする。

パトリック・ステプトー
体外受精の先駆者

Patrick Steptoe

生年
1913年、オックスフォード、イギリス

没年
1988年、カンタベリー、イギリス

1976年、29歳の患者レズリー・ブラウンが、卵管の重度の損傷によりパトリック・ステプトーに紹介されてきた。彼女は10年にわたり妊娠を試みていた。1977年11月10日、ステプトーはブラウンから卵子を採取し、実験室で受精させた。２日半たち、胚が８細胞期に達した時点で、ステプトーと同僚のロバート・エドワーズはその胚を移植した。1978年７月25日、赤ちゃんのルイーズ・ブラウンが誕生した。世界初の「試験管」ベビーの成功である。

パトリック・ステプトーはキングズ・カレッジ・ロンドンとロンドン大学のセントジョージ病院医学校で学び、1939年にイングランド王立外科医師会の一員となった。マンチェスターで産婦人科学を学んだ後、1951年にオールダム総合病院で職を得た。彼は不妊化の方法と不妊症の問題に関心をもつようになった。

ステプトーは腹腔鏡検査の使用を推進した。これは光学機器を利用し、小さな切開部を通じて腹部の内部を検査する手法であり、本来なら開腹手術となるはずの一連の術式を、切開部を通じて挿入した小型器具により行う低侵襲手術の先駆けであった。

1966年、ステプトーは、実験室でのヒト卵子の受精を成功させたケンブリッジ大学の生理学者、ロバート・エドワーズとチームを組んだ。ステプトーは女性の卵巣から卵子を取り出すための腹腔鏡の使用法をあみだした。ふたりは卵巣から取り出した卵子を実験室（すなわち「生体外」――文字どおりにはガラス［試験管］の中）で受精させることができるなら、そうして得られた胚を女性の子宮に移植することで妊娠が生じるはずだと考えた。

1972年、フォード財団からXX資金の提供を受けて、ふたりは最初の体外受精（IVF）を実施したが、胚は子宮内に着床しなかった。その後の数年間、IVFにより何例かの妊娠が生じたものの、いずれも最初の３カ月で流産してしまった。1976年に彼らはレズリー・ブラウンの妊娠によりIVFによる最初の成功を手にした。帝王切開が必要となったものの、赤ちゃんは体重2.5キログラムで合併症もなく誕生した。

ステプトーとエドワーズの業績は補助生殖医療の幕開けを告げるものであり、IVFは子どもに恵まれないカップルに新たな希望をもたらした。

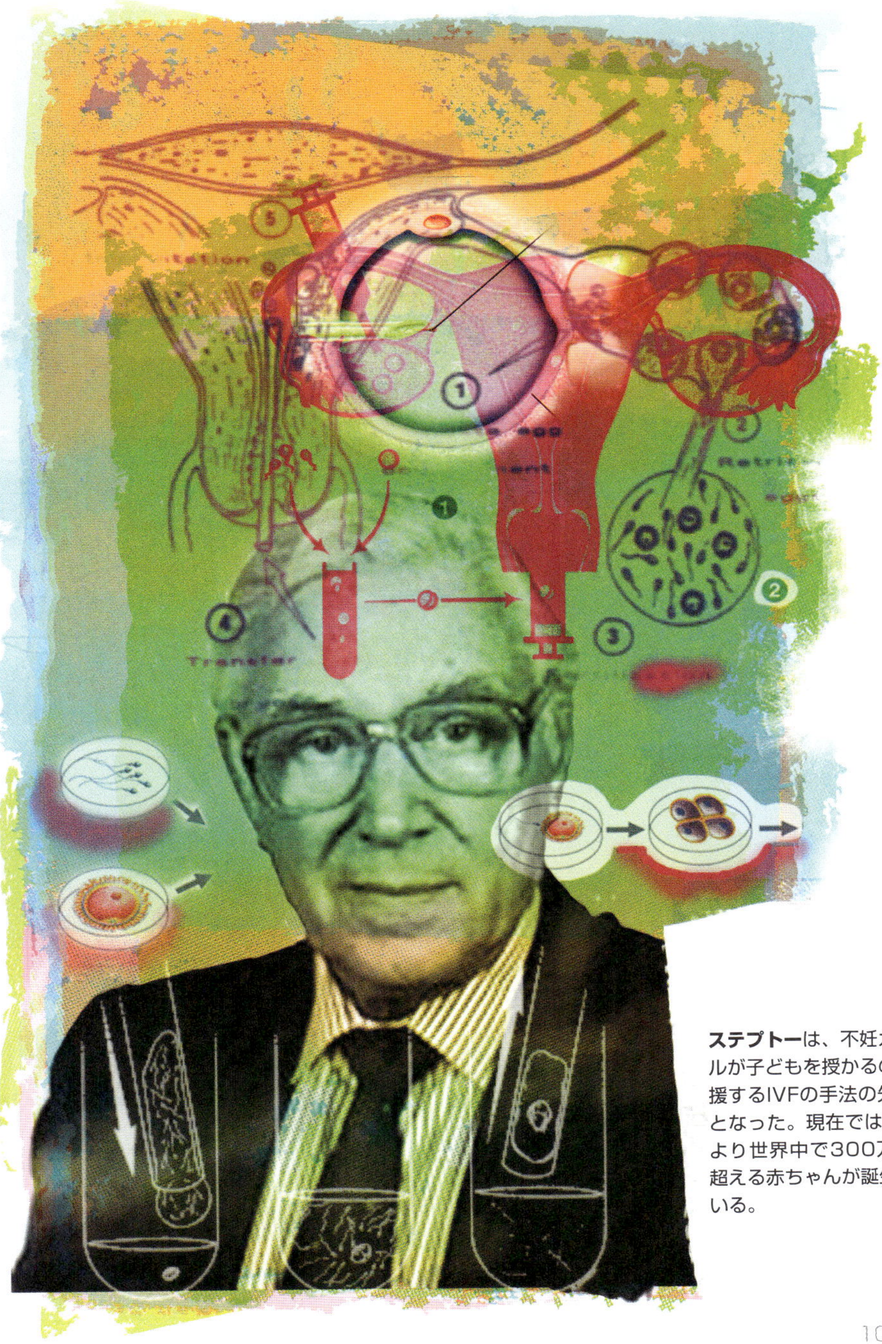

ステプトーは、不妊カップルが子どもを授かるのを支援するIVFの手法の先駆者となった。現在ではIVFにより世界中で300万人を超える赤ちゃんが誕生している。

トマス・スターツル
移植の推進者

Thomas Starzl

生年
1926年、アイオワ州ルマーズ、アメリカ

ヒトの臓器移植の先駆者であるトマス・スターツルは1967年に肝臓移植をはじめて成功させた。手術の成功に不可欠であったのは、レシピエントの体が新しい臓器を拒絶するのを防ぐスターツルの免疫抑制にかんする研究であった。この研究は今日移植をほぼ日常的な手術とするのに役だった免疫抑制剤、シクロスポリンの開発につながった。

スターツルはシカゴのノースウェスタン大学医学部で医学と解剖学を学んだ。彼はマイアミのジャクソン記念病院に勤めていた頃に肝臓を切除する手法をあみだした。1962年、彼は積極的に臓器移植プログラムを進めるのに最適な場所になると考えてコロラド大学医学部に移った。

彼は肝臓の移植にともなう困難、とりわけ体が新しい臓器を拒絶することによる問題について十分に理解していた。1950年代以降、医師たちは拒絶を防ぐために免疫抑制剤について実験を行っていたが、この分野はなおも不十分であった。スターツルは腎移植に取り組みはじめ、1962年に最初の手術を行ってほどなく専門家となった。

翌年、スターツルは肝臓が不完全な3歳の少年に対し世界初の肝臓移植を試みた。手術はコントロールできない出血のために不成功に終わり、スターツルは批判を受けた。それでも思いとどまることなく、数週間後には肝臓癌の男性に対し2回目の肝臓移植を行った。出血を避けるため、彼は患者に大量の抗凝固薬を投与した。手術は成功したかに見えたが、3週間後、男性は凝血による合併症のために死亡した。

その後の数年間、スターツルは免疫抑制についてさらに研究を行い、また組織適合性検査法についても検討を行った。1967年、3度目の肝臓移植を試みると、患者は助かった。1970年代後半には、肝臓移植は生存率が40%に上昇するまでに改善した。

スターツルは1983年に最初の腸、肝臓、膵臓、脾臓の同時移植を、1984年には最初の心臓と肝臓の同時移植を行った。臓器の保存と調達についても重要な研究を行い、またイギリスの移植の先駆者サー・ロイ・カーンとともに免疫抑制剤について画期的な研究を進め、そのおかげもあって臓器移植はほとんど日常的に行われる手術となった。

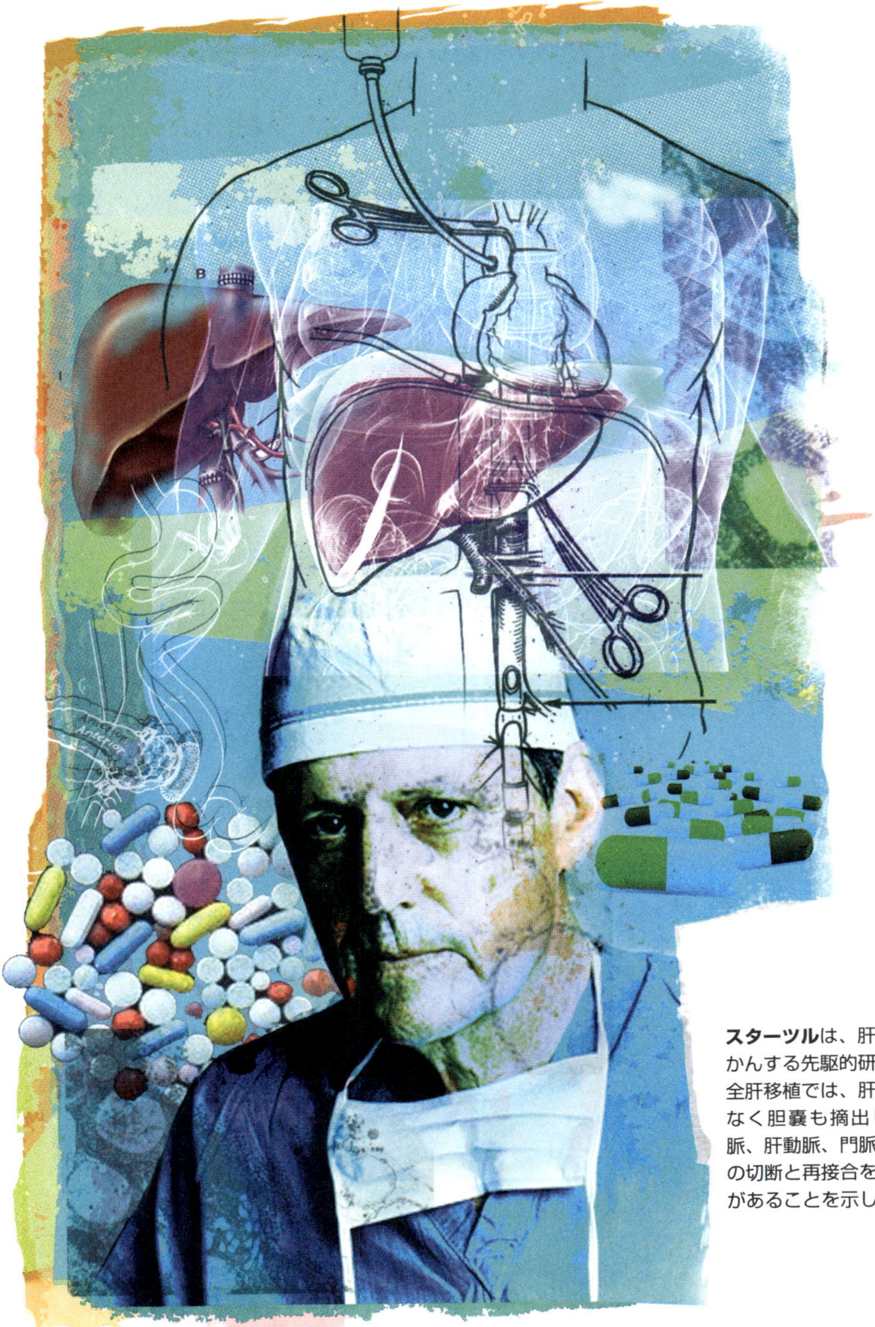

スターツルは、肝臓移植にかんする先駆的研究から、全肝移植では、肝臓だけでなく胆嚢も摘出し、肝静脈、肝動脈、門脈、総胆管の切断と再接合を行う必要があることを示した。

ベルナール・ドヴォーシェル
Bernard Devauchelle
顎顔面外科手術の先駆者

生年
1950年、アミアン、フランス

2005年11月、フランス、アミアンの大学病院の口腔顎顔面外科医長であるベルナール・ドヴォーシェル教授は世界初の部分顔面移植を行った。これは時間がかかる、複雑できわめてリスクの高い手術であり、死亡したドナーの頭部から顔のパーツとその組織（静脈、動脈、筋肉をふくむ）を切除し、生きた人間の顔面に移植するというものであった。

ドヴォーシェルは医学を学び、精神医学を専攻したが、一連のインターンシップのあいだに外科に深くかかわるようになった。とくにマイクロサージェリーに引きつけられた。ほどなく、彼は顔面移植を行ううえでの組織的遂行の——そして倫理上の——可能性について熟慮しはじめた。

当時皮膚移植は行われていないわけではなかったが、手術を達成するために患者自身の皮膚を用いるものであった。ドヴォーシェルの計画は、他人であるドナーから得た皮膚、神経、組織を用いるというものであった。イザベル・ディノワールという若い女性が飼い犬によって顔面に重傷を負い、鼻、口、顎の部位の移植が必要になると、ドヴォーシェルがこのアイディアを実行に移す機会が生まれた。

このような手術の複雑さは多岐にわたり、また患者にとっては生涯にわたり影響が続く可能性があった。患者の体が手術後すぐにドナーの組織を拒絶しなかったとしても、拒絶が生じる可能性は将来のいかなる時点でもつねに存在する。それを防ぐためには、患者は免疫抑制剤を生涯にわたって服用しつづけなければならない。このような手術が実施できるようになるまでには、患者を評価するスクリーニング検査を開発する必要があった。まず患者が毎日薬の服用を続けられそうかについて、第二に、自分の外観の変化に対する反応——みずからの反応とともに周囲の人の反応——を受け入れて生きるだけの精神的強さが患者にあるかどうかについての検査である。

イザベルが手術の条件を満たしたため、ドヴォーシェルはみずからのチームを率いて手術を行った。チームのなかには7年前にはじめて手の移植を行ったジャン＝ミシェル・デュベルナールがいた。15時間後、イザベルは新しい顔を得た。手術後に腎不全などの合併症が生じたものの、手術は完全な成功とみなされた。これは顔面移植の最初の例となり、その後世界中で20例を超える完全または部分的顔面移植が行われている。

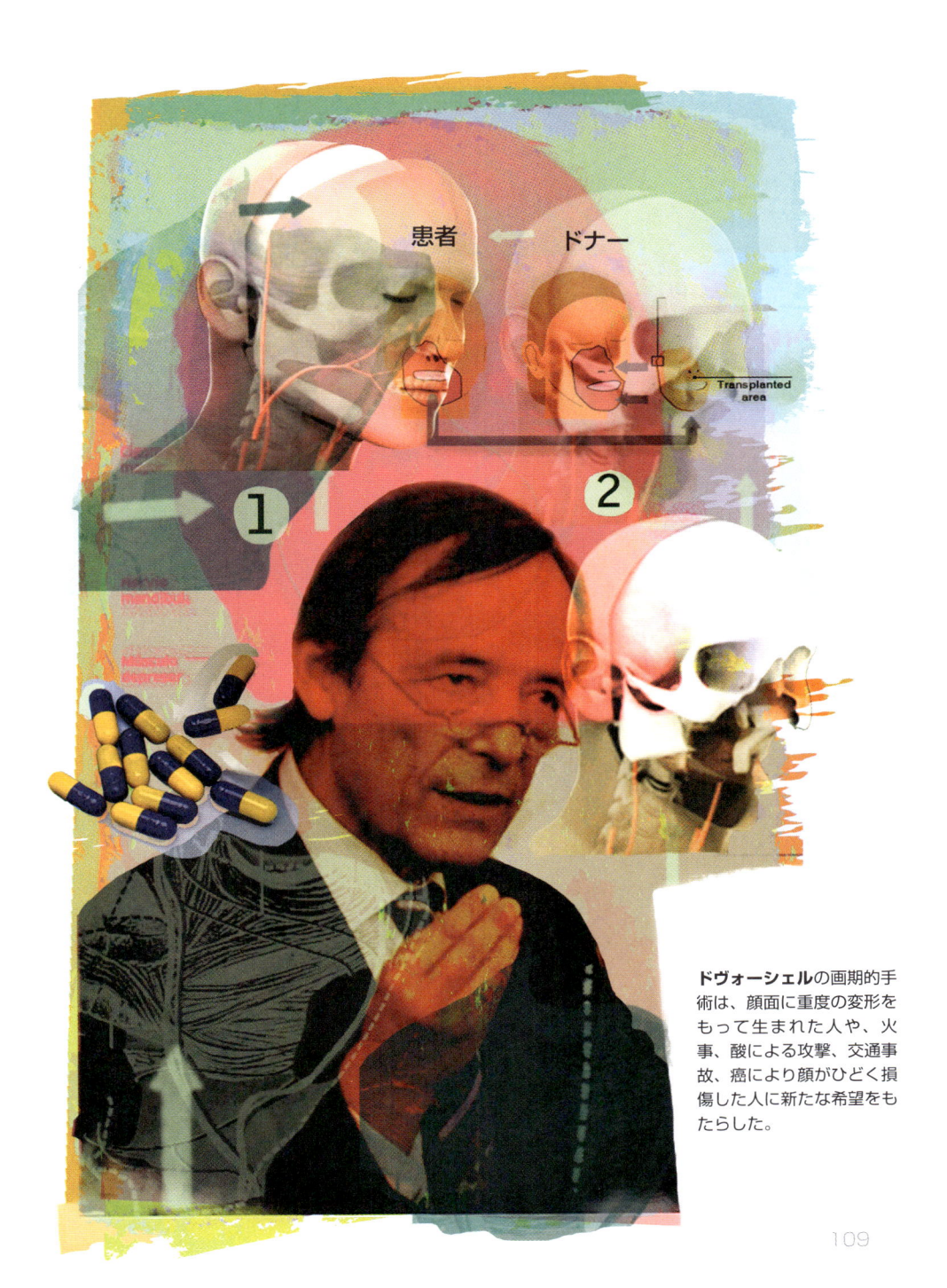

ドヴォーシェルの画期的手術は、顔面に重度の変形をもって生まれた人や、火事、酸による攻撃、交通事故、癌により顔がひどく損傷した人に新たな希望をもたらした。

100

ガレノス『ガレノス全集』（129–216年頃）

1000

1500

1600

トマス・ウィリス『脳および神経系の病理組織標本』（1667年）

1700

1800

1880

ジャン＝マルタン・シャルコー『神経系の疾病をめぐるサルペトリエール講義』（1885年）

1885

サンティアゴ・ラモン・イ・カハール『正常組織学および顕微鏡観察の手引き』（1889年）

1890

1895

ジークムント・フロイト『夢判断』（1899年）

1900

エーミール・クレペリン『外傷における言語障害について』（1906年）

1905

1910

カール・ユング『無意識の心理』（1912年）

1915

第5章
神経科学

神経科学という言葉は、17世紀なかばに、脳の構造と中枢神経系の構成の研究とのかかわりのなかで作られた。医学の進歩により、脳の生理学的側面をそれまでより詳細に調べることが可能となったのである。ほどなく心理学的側面との関連づけが行われて、精神医学者が心の複雑な働きを探求しはじめ、統合失調症、妄想症、双極性障害などの疾患の発症原因の解明が試みられるようになった。

幹細胞とクローニング

1968年、ミネソタ大学で初の幹細胞移植が行われ、生後４カ月の男の子が骨髄の注入を受けた。男の子はまれな遺伝性疾患である重症複合免疫不全症（SCID）に罹患しており、免疫系にリンパ球が存在せず、侵入してくる微生物に対し抗体を作ることができないため、感染に対し完全に無防備な状態にあった。

骨髄には、リンパ球に変化してこの疾患における欠乏を置換することのできる細胞（造血幹細胞）がふくまれている。最初の手術は成功し、その後SCIDおよび関連疾患に対して数千例の骨髄移植が行われている。現在、糖尿病、脳卒中、心臓発作、パーキンソン病などのほかの多くの疾患に対する治療法として幹細胞を利用できるのではないかという期待が高まっている。

幹細胞にはほかの種類の細胞との違いをきわだたせるふたつの重要な特性がある。それは幹細胞のままで、おそらくは無限に増殖できることと、適切な条件下で、自発的に１種類以上の新しい細胞に変化――分化とよばれる過程――することもできることである。このため、幹細胞には体のさまざまな器官を修復するための細胞を無尽蔵に供給できる可能性がある。

毎分30億個の細胞が死に、おそらくはなんらかの蓄えにより置きかえられていることから、体内に幹細胞が存在するはずであることは長いあいだ明らかであった。1998年、ウィスコンシン大学のジェームズ・トムソンが１週齢のヒト胚の内部細胞塊（細胞100～150個）から得た細胞に由来するヒト胚性幹細胞（hESC）の安定した細胞株を確立したことを発表した。この細胞は、適切な栄養素の組みあわせと増殖培養液により培養下で育てられた。いったん確立できれば、hESCの「株」は基本的に不死であり、細胞バンクでの保存用に冷凍することも可能である。研究者らはESCとほかのソースから得た幹細胞――後者はしばしば体性幹細胞とよばれる

「わたしたちが培地中の完全に定義された条件で、動物性産物をまったくふくまない新しい細胞系を得られるようになったのははじめてのことである」

ジェームズ・トムソン

——を区別し、ESCには、体性幹細胞より多くの種類の細胞に分化できる能力があると主張している。

発育中の胎児は幹細胞に富んだソースである。細胞を得るむずかしさと倫理的配慮のために、その利用を進める動きはまだない。胎児組織には、神経幹細胞などの多くの種類の組織特異的幹細胞が発見されてきた。造血幹細胞の一種である臍帯血幹細胞が新生児の臍帯と胎盤中に発見されている。皮膚、肝臓、さらには脳など、器官のなかにはいわゆる組織特異的、つまり成人幹細胞をもつものがあり、これが古い細胞を再生したり、置換するのに役だっている。一般に成人幹細胞はもとの組織にしか分化しないが、骨髄細胞は、軟骨、さらには心筋細胞などのほかの種類の細胞になる能力があることが研究から示されている。

クローニングが幹細胞の別のソースとなる可能性がある。体細胞——たとえば皮膚細胞——を空の卵子に移植し、その遺伝子を再プログラム化するように処理すると、もとの細胞のクローン、つまりコピーであり、細胞を提供した人にとって幹細胞のソースとなる胚が生じる。この場合、ほかの人から提供を受けた治療用幹細胞の拒絶にかかわるあらゆる問題が回避されるはずである。この手法は「治療型クローニング」とよばれ、クローンした生物全体を胚から成長させる「生殖型クローニング」とは異なる。ヒトの生殖型クローニングは大半の国で禁止されており、治療型クローニングは、このような研究用のヒト卵子が不足していることと、この目的で動物の卵子を使用することにかかわる倫理的懸念のために、おそらくかなり先の話となるだろう。

トマス・ウィリス
脳構造の探究者

Thomas Willis

ロイヤル・ソサエティの創設メンバーのひとり、トマス・ウィリスは神経解剖学を専門としていた。彼がみずから「頭を開くこと」とよんだことに対する関心は、彼の前任者たちが脳の解剖学的構造を適切に理解していなかったという確信にもとづくものであった。17世紀なかばに活動したウィリスはかつてなく正確に脳を調べ、いくつか著作を発表し、それらは19世紀になっても影響をあたえた。

ウィリスはウィルトシャーの地方の村落に生まれ、子どもの頃に家族でオックスフォードに移り、オックスフォード大学のクライスト・チャーチにかよった。イングランド内戦での王党派に対する忠誠への報奨として、1646年に予定より早くオックスフォード大学を卒業し、医学士を取得して医師として開業した。当時は科学の進歩と思想の交流が生じた心躍る時期であり、ウィリスの親しい友人や知人のなかには同僚医師リチャード・ロウアー、物理学者サー・アイザック・ニュートン、建築家サー・クリストファー・レン、哲学者ジョン・ロックがいた。

ウィリスは彼らの多く、なかでもリチャード・ロウアーとクリストファー・レンと共同研究を行い、脳と神経系の構造の検討を専門とする著作、『脳の解剖学（Cerebri Anatome)』（1664年）を出版した。リチャード・ロウアーが行った解剖を、クリストファー・レンが挿絵にし、その機能について考えられるところをウィリスが詳細に検討、記載した。この著作は画期的であり、脳を底部から上に向かってスライスし、顕微鏡でその切片を調べ、染料を各部に注入して血流を調べるなど、革新的方法を用いたものであった。ウィリスが、数ある構造のなかでも、大脳動脈輪と血液を脳に供給するその機能をかつてない詳細さで記載できたのはこの方法のおかげであった。これ自体は新たな発見というわけではなかったが、この構造がこれほどの正確さで、裏づけとなる詳細な挿絵をそなえて記載されたのははじめてのことであった。その結果、脳の底部にあるこの動脈輪はその後「ウィリス動脈輪」として知られるようになった。

『脳の解剖学』はウィリスの評判を大いに高め、1666年には開業医として大きな成功をおさめ、約10年後に死去した後も長らく影響をあたえつづけた。

生年
1621年、グレート・ベドウィン、イギリス

没年
1675年、ロンドン、イギリス

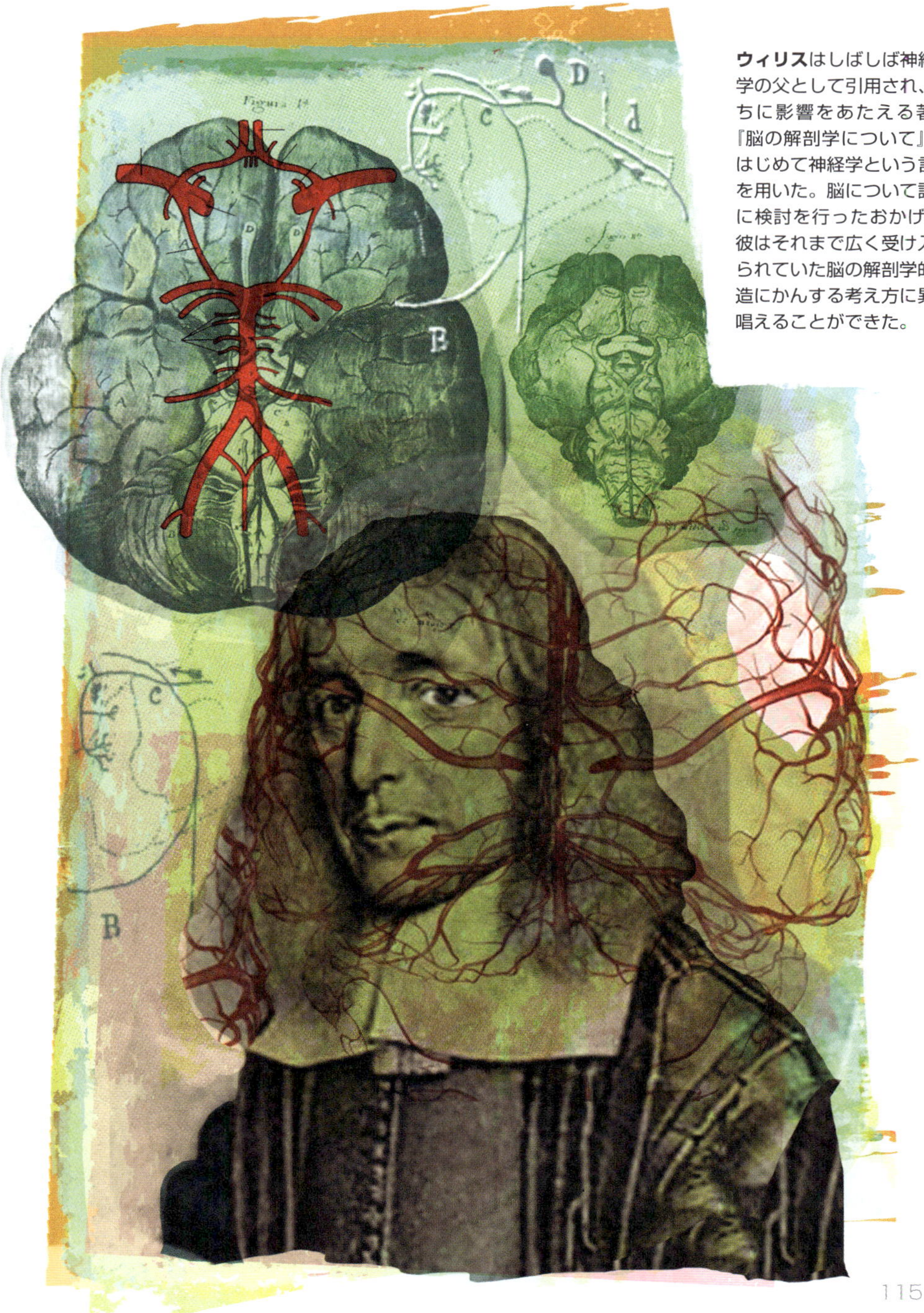

ウィリスはしばしば神経科学の父として引用され、のちに影響をあたえる著作『脳の解剖学について』ではじめて神経学という言葉を用いた。脳について詳細に検討を行ったおかげで、彼はそれまで広く受け入れられていた脳の解剖学的構造にかんする考え方に異を唱えることができた。

ジャン＝マルタン・シャルコー
Jean Martin Charcot

神経疾患の特定者

生年
1825年、パリ、フランス

没年
1893年、ニエーヴル県セットン湖、フランス

19世紀後半のパリで活動したジャン＝マルタン・シャルコーは、多くの人に当時随一の神経学者だったと考えられている。彼は、患者を詳細に観察し、写真のように詳細な記録をつける手法により、現代の神経学にいたる道を開く多くのめざましい発見を行った。

パリで生まれ育ったシャルコーはパリ大学医学部で学んだ。セーヌ川河畔にあるサルペトリエール病院に着任し、1862年に研修医から上級医師に昇進した。10年後にパリ大学の病理解剖学教授となり、その10年後には神経病学講座の教授となった。このような役職が置かれたのははじめてのことだった。

サルペトリエール病院時代、シャルコーは院内の患者のさまざまな疾患、とくに神経系に関連する疾患の研究を行った。彼の発見、とりわけ多発性硬化症、運動ニューロン疾患、筋萎縮性側索硬化症、パーキンソン病にかんする彼の研究はその後数十年にもわたり大きな影響をあたえた。このような神経疾患を正確に同定することにシャルコーが成功したのは、彼の研究手法によるところが大きいとされる。彼は患者の生存中にその症状について克明な記録をつけ、さらにそれを患者の死亡後の検死報告と比較した。こうすることで、彼は患者にみられた症状と神経系の組織損傷の部位とのあいだに決定的な関連性をうちたてることができた。シャルコーはみずからの発見について定期的に講義を行い、その多くは世界中から聴講者をひきつけた。

後年シャルコーは、ヒステリーの分野の研究、とくにこの症状がヒッポクラテス以来なんらかの形で医学界の考え方を支配してきたさまざまな「動きまわる子宮」の理論とは関係なく、遺伝性の神経疾患であるという確信により知られるようになった。彼はこの理論を催眠術を用いて証明しようとし、ヒステリー患者は催眠術にかかりやすいと主張した。しかしこれは議論をよんだ。ライバルたちはシャルコーの患者でみられた反応は、催眠術ではなく、暗示の力により生じた可能性を主張した。このことはシャルコーの信用をいくぶん傷つけるものであったが、彼はやはり人間性の心理学的側面と生理学的側面の関連性をはじめて明らかにした神経学者のひとりに数えられる。

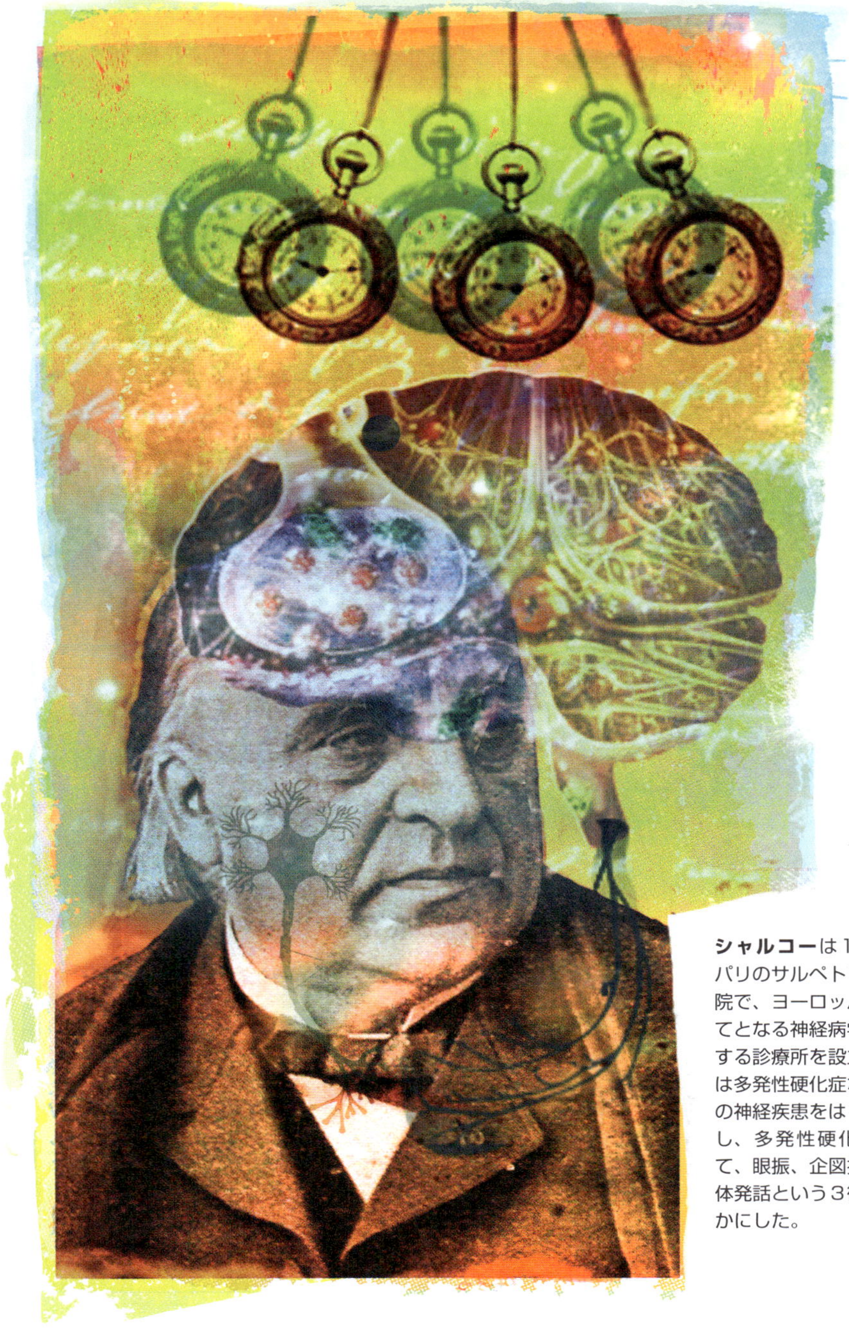

シャルコーは1882年にパリのサルペトリエール病院で、ヨーロッパではじめてとなる神経病学を専門とする診療所を設立した。彼は多発性硬化症などの多くの神経疾患をはじめて記載し、多発性硬化症について、眼振、企図振戦、電文体発話という3徴候を明らかにした。

サンティアゴ・ラモン・イ・カハール

Santiago Ramón y Cajal

神経系の理論家

生年
1852年、ペティージャ・デ・アラゴン、スペイン

没年
1934年、マドリード、スペイン

サンティアゴ・ラモン・イ・カハールはなによりも神経系の顕微鏡的研究とその研究で作成した美しい線画により知られている。神経系の細部に対する関心から、彼はその構造と機能にかんする理論を詳細に述べることができた。生涯で約250編の論文を執筆し、今日にいたるまで医学生に使われている多数の精緻な線画を描いた。

カハールは幼い頃から医学という仕事に触れていた。彼の父は地元の外科医であり、のちにサラゴサ大学医学部の解剖学教授となっている。当初、カハールは父の後を継ぐことに気のりうすであり、画家になることを夢見ていた。しかしのちに折れて1873年にサラゴサ大学を卒業した。約20年後、彼はマドリード大学で組織学および病理解剖学教授の職につき、1922年に退職するまでその地位にとどまった。

カハールは組織学に対する関心から、その分野に関連する技法にひきつけられた。イタリアの科学者カミッロ・ゴルジがあみだし、みずからの研究に大躍進をもたらすことになる染色法を彼が知ったのは、1887年に神経系について研究を行っていた頃のことであった。ゴルジ染色法として知られていたのは、体組織の複雑な構造の詳細を明らかにするために、クロム酸銀を組織にしみこませるというものであった。この染色法を用いて脳と脊髄をふくむ神経系のさまざまな部分を調べることで、カハールは以前に発見していたが、その時利用可能な手法では証明することができなかった考え、つまり神経系が数十億個の個別の神経細胞（のちにニューロンとよばれる）からなることを確認することができた。

ゴルジとカハールは神経系の成り立ちについて意見を異にしていた。カハールが神経系は多くの個別の細胞からなると主張する一方、ゴルジは神経系は基本的に線維の複雑な網の目であると主張した。このような相違があったものの、両者は1906年に、この分野における研究に対し共同でノーベル賞を受賞した。

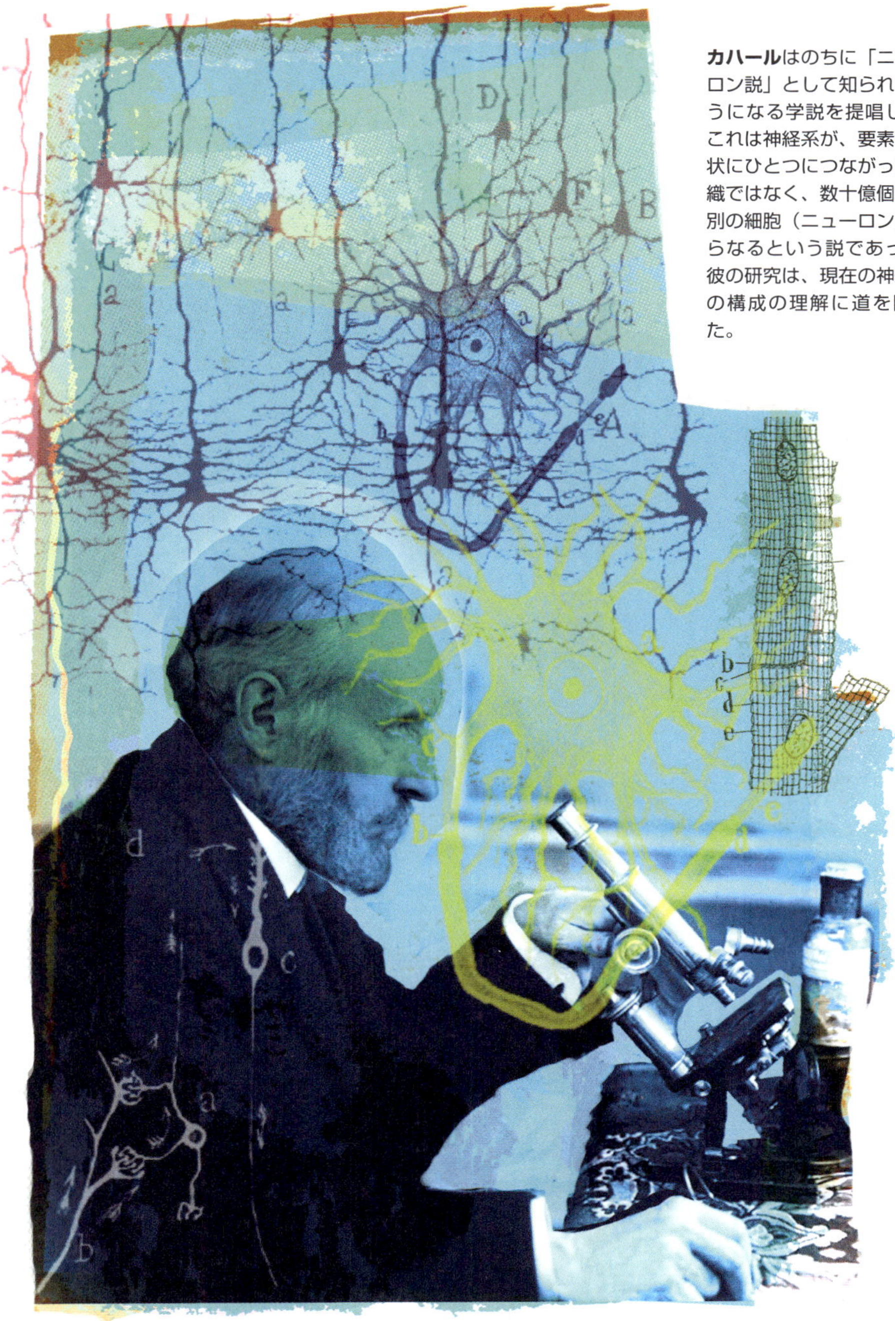

カハールはのちに「ニューロン説」として知られるようになる学説を提唱した。これは神経系が、要素が網状にひとつにつながった組織ではなく、数十億個の個別の細胞（ニューロン）からなるという説であった。彼の研究は、現在の神経系の構成の理解に道を開いた。

エーミール・クレペリン
科学的精神医学の創始者

Emil Kraepelin

生年
1856年、ノイシュトレリッツ、ドイツ

没年
1926年、ミュンヘン、ドイツ

エーミール・クレペリンは精神病の研究および統合失調症と躁うつ病の区別にかんしてもっとも有名である。また妄想病についても記載している。彼は、精神疾患は道徳的弱さの表れではなく、生物学的あるいは遺伝学的なものであると確信していた。今日、彼が提示した生物学的観点は現代精神医学を席巻している。

クレペリンはライプツィヒ大学とヴュルツブルク大学で医学を学んで1878年に医学の学位を受け、その後ミュンヘン大学で博士号を取得した。その後ライプツィヒ大学に戻り、実験心理学者ヴィルヘルム・ヴントとともに精神薬理学の研究を行った。1883年、のちに影響をあたえる『精神医学教科書』を出版し、そのなかで、精神医学は医学の一部門とみなされるべきであると主張した。彼は精神疾患における脳の病理の役割に関心をいだいた最初の医師であり、臨床的、実験的観察にもとづいてみずからの理論を構築した。

クレペリンが統合失調症にあたえた名称は「早発性痴呆(dementia praecox)」であった。統合失調症は認知症の一形態ではないため、これはのちに誤った名称であることが明らかとなった。クレペリンは、統合失調症が徐々に悪化する経過をたどることに気づいていたため、痴呆症とよんだ。対照的に、躁うつ病は再発寛解型のパターンをたどり、患者は症状の現れる期間と症状のない期間を経験する。1901年に出版された一連の講義で、クレペリンは、統合失調症患者は知的な場合もあるが内に閉じこもり、現実との接触を失っていると指摘した。彼はこの状態を「情動の萎縮」および「意思の衰弱」と表現したが、いずれも統合失調症の症状を適格に描写したものであった。

1904年、クレペリンはミュンヘンの新しい精神科診療所の所長となった。彼はフロイトの精神分析理論を認めず、精神疾患の生物学的基盤にかんするみずからの研究を発展させつづけた。みずからの実験で、彼は睡眠の性質と、アルコールやモルヒネなどの中毒性物質の中枢神経系に対する影響について研究した。

20世紀の大半の期間、クレペリンの研究はフロイトの陰に隠れていたが、彼の研究に対する関心が近年ふたたび高まってきている。生物学的観点、また彼の研究が予示した精神薬理学の使用は、今日現代精神医学を席巻している。脳の理解と脳画像法などの技術の進歩からも、彼が予見した精神疾患における脳の病理の役割の真実性が明らかとなってきている。

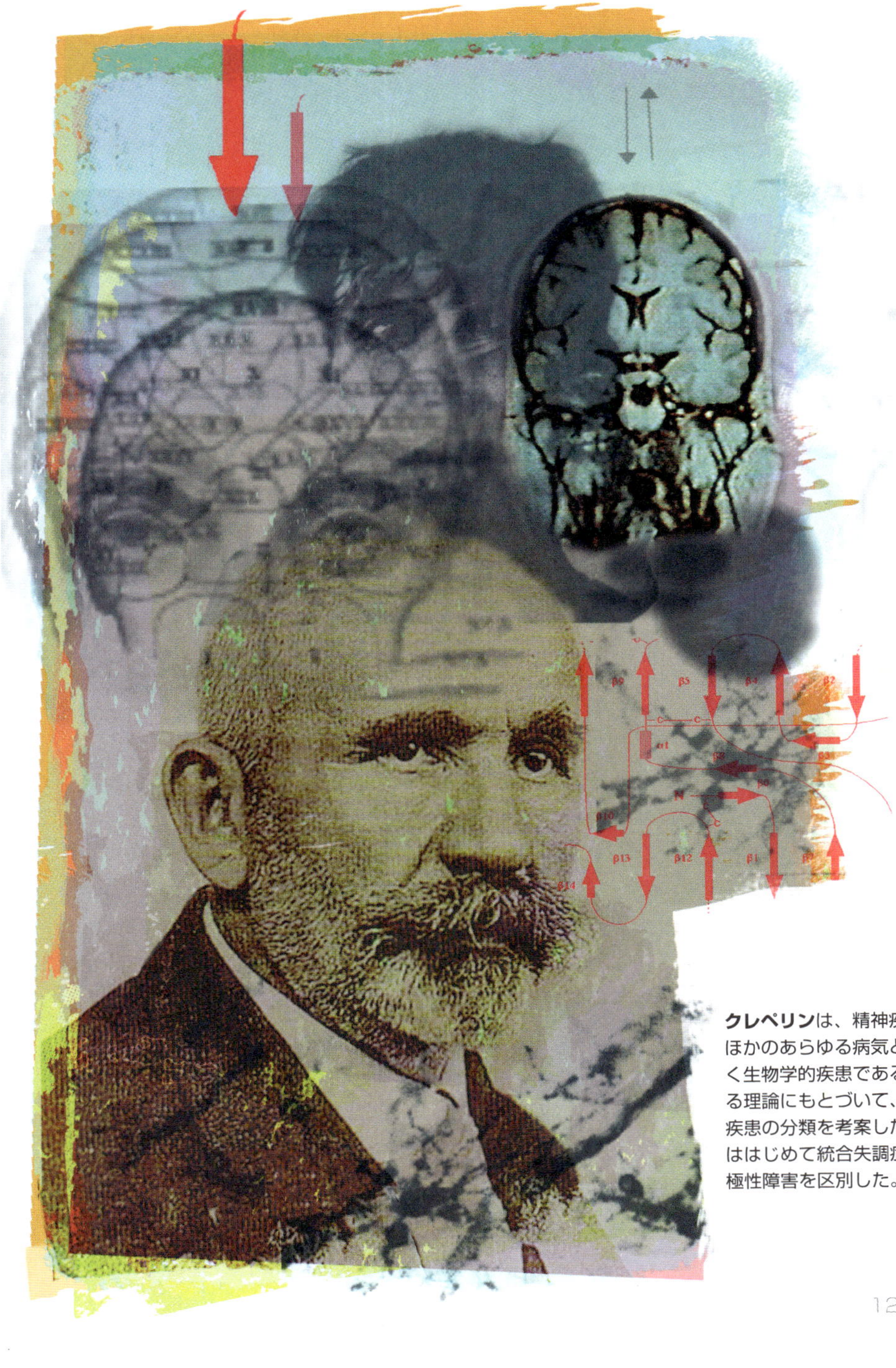

クレペリンは、精神疾患はほかのあらゆる病気と同じく生物学的疾患であるとする理論にもとづいて、精神疾患の分類を考案した。彼ははじめて統合失調症と双極性障害を区別した。

ジークムント・フロイト
精神分析の父
Sigmund Freud

生年
1856年、フライベルク、モラビア（現チェコ）

没年
1939年、ロンドン、イギリス

ジークムント・フロイトは精神分析理論を展開し、国際的な著名人となった。彼は、自由連想法の使用や夢判断など、多くの革新的治療アプローチを生み出した。

フロイトはウィーンで医学生として学問の道を歩みはじめ、1881年に卒業した。パリで一時期フランスの偉大な神経学者、ジャン＝マルタン・シャルコーとともに研究を行った後、心理学に専念することを決意するが、医学的問題に対する関心は終生続いた。

精神分析は治療のひとつの方法としてはじまったが、一般的な心の理論へと発展した。当初は議論をよんだが、フロイトの理論は世界的に名声を得た。その研究について、彼個人の心理学を反映しすぎたものであり、みずから想定する一般的妥当性に欠けるとの批判がなされることもある。弟子たちを失わずにいることがむずかしかったのはこのためであったのかもしれない。カール・ユング、アルフレッド・アドラー、オットー・ランク、ヴィルヘルム・ライヒはいずれも彼のもとを去り、彼ら独自の心理学的理論をうちたてることになった。

フロイトの概念には、「フロイト的失言」（心の意識的部分が隠そうとしている真実を明るみに出す、意図せざるまちがいまたは失言）、エディプス・コンプレックス（男の子が母親と性的関係をもちたいと考え、父親をライバルであり邪魔な存在とみなすという理論）、また自我、エス、超自我という精神の３区分の概念（自我＝適応し、礼儀正しくふるまおうとする意識的部分、エス＝本能的欲望をもつ原始的部分、超自我＝批判的、道徳的機能を果たす、いわば内なる親、とする）などがある。

フロイトは人間の心を科学的に検討する手法として自由連想法を使用したり、治療関係における転移の役割を認識するなど、いくつかの革新をもたらした。また治療手段として夢判断を提唱した。彼は夢を「無意識への王道」と表現し、夢が無意識の願望、おもに性的願望の形を変えた充足を示し、夢が奇妙であるのは、意識的な自我に理解されまいとする検閲機能によるものと考えた。おそらく彼のもっとも有名な著作であり、みずからもっとも重要としたものは1899年に出版された『夢判断』であろう。

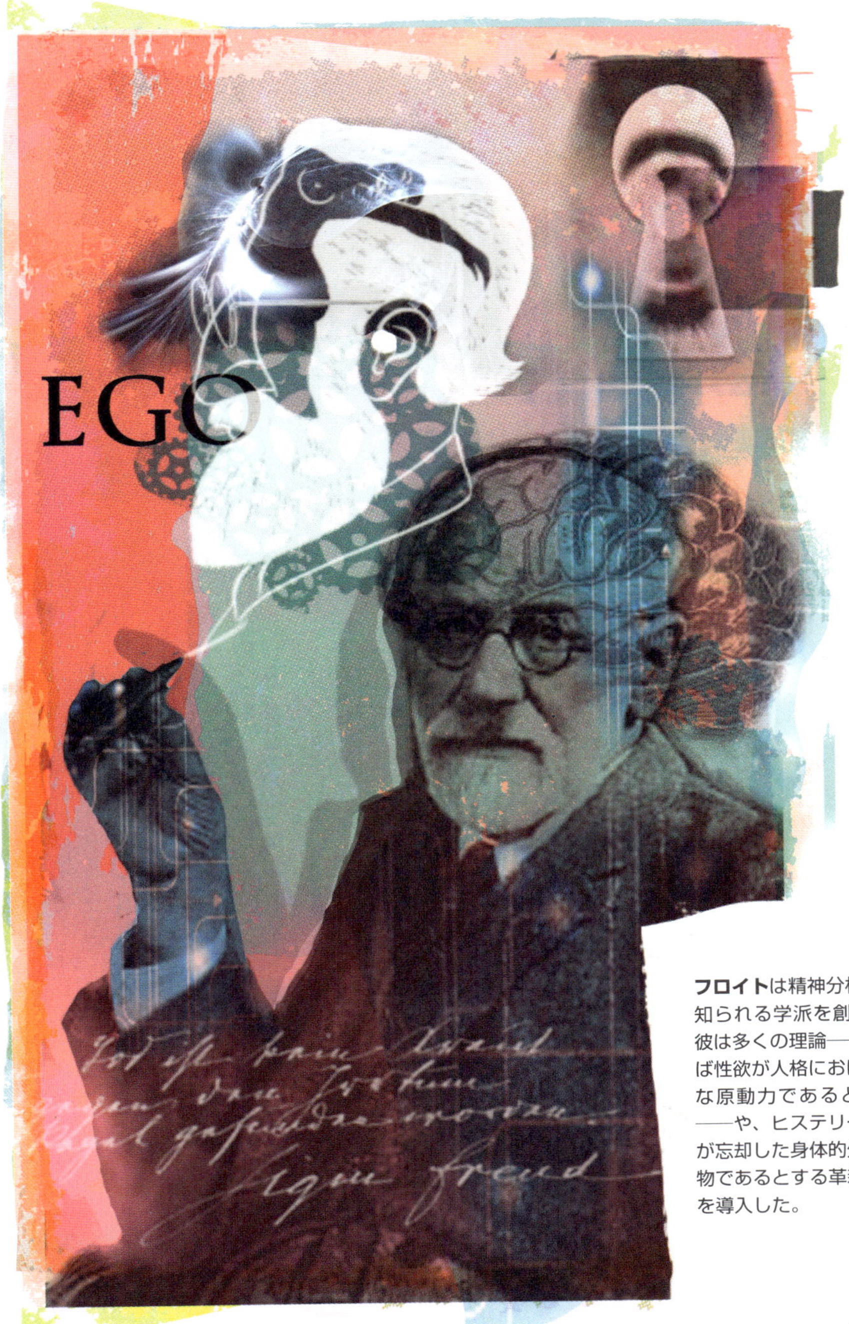

フロイトは精神分析として知られる学派を創始した。彼は多くの理論——たとえば性欲が人格における主要な原動力であると考えた——や、ヒステリーは患者が忘却した身体的外傷の産物であるとする革新的発想を導入した。

カール・ユング
分析心理学の創始者

Carl Jung

生年
1875年、トゥールガウ、スイス

没年
1961年、チューリヒ、スイス

カール・ユングは20世紀初期にチューリヒで活動したスイス人精神科医である。当初、ジークムント・フロイトの無意識の心の研究に影響を受けたが、みずからの理論を発展させてユング心理学または分析心理学として知られるようになる理論を創始した。彼は多くの理論をうちたて、とくに「コンプレックス」、「元型」、「内向性と外向性」の概念など、その後の心理学および精神医学の発展に大きな影響をおよぼした。

ユングは19世紀末にかけてバーゼル大学で医学を学び、チューリヒ大学で学問を続け、同大学の精神病院で研修医となった。ここで有力な精神科医オイゲン・ブロイラーと会い、まもなく彼自身精神医学に強い関心をいだくようになった。ユングがフロイトの無意識の研究を知り、ふたりが友情を築くのはこの精神病院に勤めていた頃のことである。

当初両者は考え方に多くの共通点を見出していたが、ユングの無意識にかんする理論はフロイトのものからそれていき、ふたりのあいだに亀裂が生じ、ふたたびもとに戻ることはなかった。ユングは、人の行動の多くはその無意識の心により決まるという点ではフロイトに同意したが、無意識の焦点が全体的に性的なものであるという点については異議を唱えた。

かわりに、ユングは無意識の心が、個人的無意識（その人の個人的知識や経験にもとづく）と集合的無意識（人類全体の知識や経験をふくむ）というふたつに分裂しているという理論を発展させた。ユングの集合的無意識の理論の基盤となるのは、夢を通じてその無意識に接近できるということであった。ユングによれば、夢の中で起こる出来事や出てくる人物は多くの「元型」（たとえば自己、影、ペルソナ）を表すものであり、これはあらゆる文化において普遍的な意味をもち、このためその出現を個人の特定の状況とのかかわりのなかで解釈することができるものであった。

ユングは、真の自己になるためには人は、心の３つの領域すべてをうまく活用して完全に統合することが必要であると論じた。著作『心理学的類型』で、これを「個別化」の過程とよび、それが「個人が形成されていく過程」であると主張した。

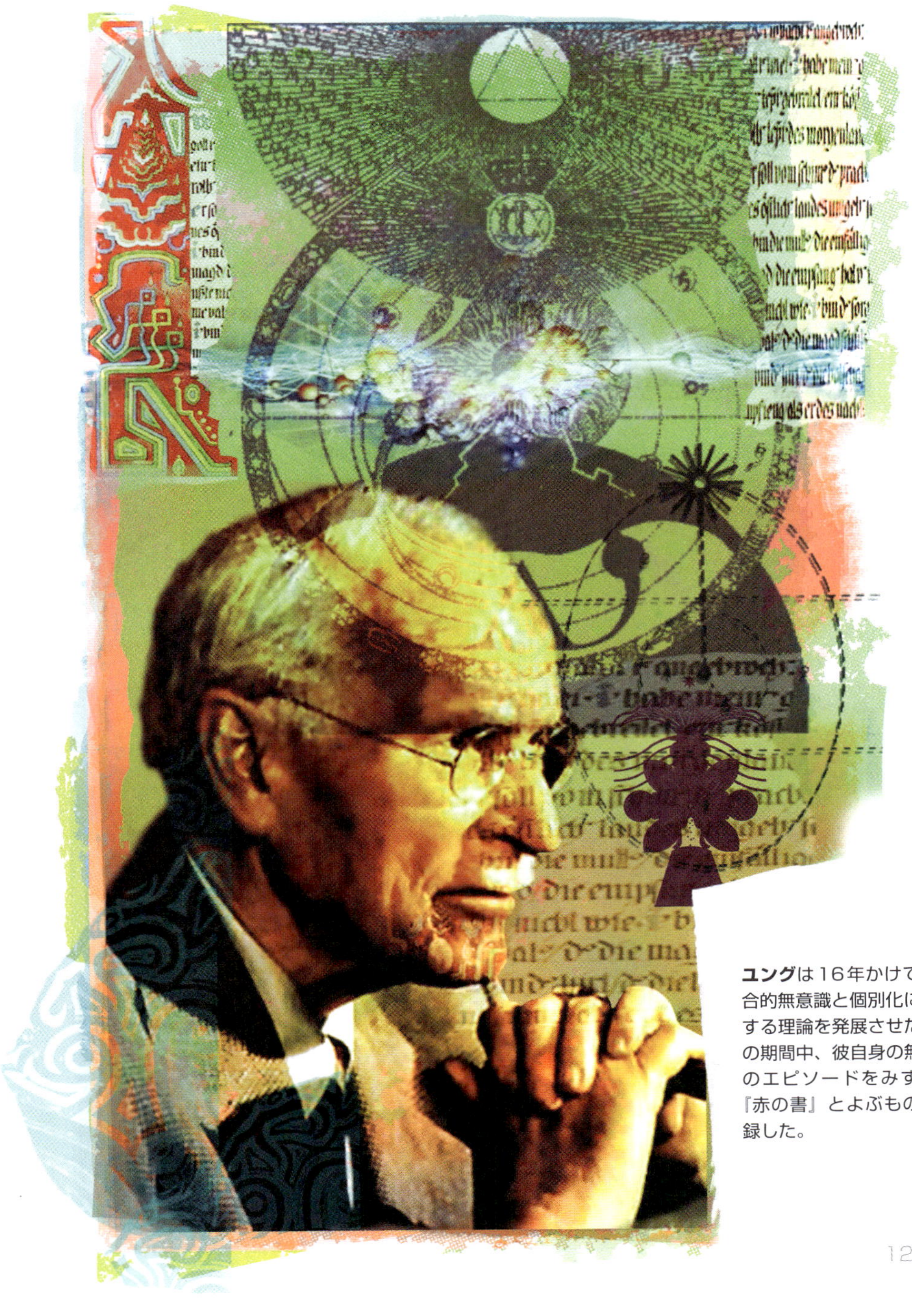

ユングは16年かけて、集合的無意識と個別化にかんする理論を発展させた。この期間中、彼自身の無意識のエピソードをみずから『赤の書』とよぶものに記録した。

用語解説

異種移植：動物から得た遺伝子組換え臓器の使用。

遺伝薬理学：個人が処方された薬剤をどのように処理するかを調べる遺伝学の一部門。

疫学：集団における疾患のパターンおよび関係するさまざまなリスク因子についての研究。

眼科学：眼にかかわる疾患を扱う医学の部門。

グルコース：身体の基本的なエネルギー源として用いられる単糖で、食物中の炭水化物に由来する。

血清学：血清の研究。

酵素：グルコースを分解してエネルギーを放出するなどの細胞内の生化学的反応を触媒する（加速する）分子。

視床：脳下部にある器官で、脊髄からの感覚情報を伝える神経インパルスを大脳皮質に中継する。

種痘：感染者の膿を健常者に接種するワクチン接種の古い方法。

受容体：細胞膜表面上の分子で、ホルモンなどの化学伝達物質と結合し、細胞内の活性を変化させる。

水症：現在では浮腫として知られる、皮下の部位に体液が異常に貯留する状態であり、腫脹として表れる。

生体解剖：実験や科学的研究の目的で生体に手術を行うこと。

先端巨大症：手、顔、足の異常な成長。

塞栓症：動脈の閉塞で、血の塊または気泡により生じることが多い。

組織学：植物と動物の細胞および組織の顕微解剖学の研究。

聴診：胸部の音を聴く技法。

毒血症：子癇《しかん》前症（妊娠高血圧腎症）としても知られる妊娠中の毒血症は、高血圧および体液貯留を特徴とする状態で妊娠後半に生じ、発作や母体と胎児の死亡の高いリスクをともなう本格的な子癇にいたることもある。

敗血症：細菌、また場合により細

菌性毒素が血流に入った状態で、ショックや臓器不全を起こしたり、死にいたることもある。

バチルス（桿菌）：炭疽の原因となる炭疽菌（バチルス・アントラシス［Bacillus anthracis］）などの棒状の細菌で、バチルス属（種の上位、科の下位の分類）に属する。

パスチャライゼーション（低温殺菌）：部分殺菌処理で、とくに加熱処理をともない、牛乳などの製品を食用に安全とし、長もちさせる。

鍼：エネルギーの流れに影響をあたえて健康を改善するために、身体の特定の点に細い針を刺す中国医学の体系。

万能薬：あらゆる病気を治すとされる水薬または治療薬。

汎流行《パンデミック》：世界的に蔓延する流行で、多くの国、ときにはほとんどの国で疾患が生じる。

ヒスタミン：その受容体と結合することで胃酸の産生をひき起こす小分子。食物の消化に役だつが、この胃酸が過剰産生されると潰瘍をひき起こすこともあり、胃癌につながる可能性がある。

腹腔鏡検査：腹腔内を調べるために、小さな切開部を通じて光学機器を用いる技法。

腹膜炎：腹腔の炎症。

ホメオスタシス：体温や体液の組成などの要素について、体内環境を安定的に維持する機能。

マイクロサージェリー：顕微鏡を用いて微小なレベルで行う手術。

予後：徴候と症状にもとづく、疾患がたどる可能性の高い経過および転帰についての医学的意見。

リゾチーム：涙や粘液中に存在し、殺菌能力のある天然酵素。

流行《エピデミック》：ある地域において感染症の症例がいちじるしく多数発生すること（大発生は非常に局所的な流行に対して用いられることが多い）。

索引

＊項目になっている人名の項目ページはここにふくめていない。